高职高专"十二五"规划教材

医用化学
实验及学习指导

张威　李明梅　王有龙　主编

YIYONG HUAXUE
SHIYAN JI
XUEXI ZHIDAO

化学工业出版社
·北京·

本书是化学工业出版社出版的高职高专"十二五"规划教材《医用化学》（张威 李明梅主编）的配套用书，分为"医用化学实验"及"医用化学学习指导"两部分内容，章节顺序与《医用化学》基本一致。"医用化学实验"突出医用化学实验的特点，促进学生实践能力的培养、理论知识的巩固，为今后的学习和工作打下坚实的基础。"医用化学学习指导"包括本章要点、典型例题、习题精选三个部分内容，并在书后附有各章习题的参考答案。

本书可作为高职高专护理学、临床医学、医学检验技术、预防医学、医学口腔技术、营养与食品卫生等专业的学生用书，也可作为教师的教学参考书。

图书在版编目（CIP）数据

医用化学实验及学习指导/张威，李明梅，王有龙主编．—北京：化学工业出版社，2011.6（2022.11重印）
高职高专"十二五"规划教材
ISBN 978-7-122-11158-6

Ⅰ．医…　Ⅱ．①张…②李…③王…　Ⅲ．医用化学-化学实验-高等职业教育-教材　Ⅳ．R313-33

中国版本图书馆 CIP 数据核字（2011）第 076266 号

责任编辑：旷英姿　陈有华　　　　　　　文字编辑：林　媛
责任校对：陈　静　　　　　　　　　　　装帧设计：史利平

出版发行：化学工业出版社（北京市东城区青年湖南街 13 号　邮政编码 100011）
印　　装：三河市延风印装有限公司
787mm×1092mm　1/16　印张 10　字数 247 千字　2022 年 11 月北京第 1 版第 9 次印刷

购书咨询：010-64518888　　　　　　售后服务：010-64518899
网　　址：http://www.cip.com.cn
凡购买本书，如有缺损质量问题，本社销售中心负责调换。

定　　价：19.00 元

《医用化学实验及学习指导》编写人员

主　　编　张　威　李明梅　王有龙
副 主 编　商传宝　卢庆祥　徐　镰
编写人员　（按照拼音字母顺序）

鲍真真　江苏建康职业学院
程　锦　盐城卫生职业技术学院
高前长　淄博职业学院
李彩云　天津医学高等专科学校
李明梅　盐城卫生职业技术学院
刘建华　江苏建康职业学院
卢庆祥　枣庄科技职业学院
裘兰兰　盐城卫生职业技术学院
商传宝　淄博职业学院
石　云　盐城卫生职业技术学院
汤　铮　江苏建康职业学院
童珊珊　盐城卫生职业技术学院
王有龙　泰州职业技术学院
徐　镰　江苏建康职业学院
许小青　江苏建康职业学院
张　威　江苏建康职业学院
张思访　江苏建康职业学院
郑　明　江苏建康职业学院
郑永丽　天津渤海职业技术学院

前　言

　　本书是化学工业出版社出版的高职高专"十二五"规划教材《医用化学》（张威 李明梅主编）的配套用书。在教高［2006］16号文件精神指导下，为满足"以就业为导向，加快专业改革与建设；加大课程建设与改革的力度，增强学生的职业能力；突出实践能力培养，改革人才培养模式"等新要求，组织全国知名高职学院具有丰富教学经验的老师，精心编写了与《医用化学》教材相对应的《医用化学实验及学习指导》一书，包括"医用化学实验"及"医用化学学习指导"两部分内容。

　　首先，实践教学是高职高专教育区别于普通高等教育的最鲜明特点，是培养学生专业技术应用能力及分析问题和解决问题能力的重要途径，也是高职教育过程中不可缺少的重要环节。因此"医用化学实验"力求突出医用化学实验的特点，建立以经典性实验、综合性实验为主的实验教学体系，以促进学生实践能力的培养、理论知识的巩固，启迪学生的科学思维和创新意识，为今后的学习和工作打下坚实的基础。

　　其次，《医用化学》是医学类高职高专重要基础课，但由于种种原因，学生学习《医用化学》相对困难。为了便于学生的学习，"医用化学学习指导"根据各章内容特点，每章都编写了本章要点、典型例题、习题精选三个部分内容，并在书后附有各章习题的参考答案。通过"本章要点"有关章节重点内容作高度概括性的勾勒和回顾，达到串讲的目的，帮助学生记忆；通过对"典型例题"的剖析，将基本概念、常用方法、解题思路以及各种概念与方法之间的相互关系等一一展现给学生，希望能达到使学生学会思考，深刻体会知识间的联系和解题技巧，从而学会解题的目的；通过题型多样的"习题精选"，做到重点突出、不同题型高效互补、有效覆盖职业技能鉴定考试考点；通过书后各章的习题参考答案帮助学生自主学习。

　　本书可作为高职高专护理学、临床医学、医学检验技术、预防医学、医学口腔技术、营养与食品卫生等专业的学生用书，也可作为教师的教学参考书。

　　本套教材得以顺利出版，得到了编者所在各高职院校及化学工业出版社的关心和支持，在此一并谨表谢意。尽管编者力求教材质量完美，但不足之处在所难免。恳请广大师生和读者提出批评和建议，以期今后进一步完善。

编　者

2011 年 3 月

目 录

第一部分　医用化学实验 ··· 1
　　实验须知 ·· 2
　　实验一　粗食盐的提纯 ·· 5
　　实验二　溶液配制和稀释 ·· 9
　　实验三　化学反应速率和化学平衡 ···································· 13
　　实验四　缓冲溶液的配制与性质 ······································ 17
　　实验五　醇、酚、醚、醛和酮的化学性质 ······························ 21
　　实验六　葡萄糖溶液比旋光度的测定 ·································· 25
　　实验七　羧酸、取代羧酸及油脂的性质 ································ 28
　　实验八　熔点的测定 ·· 31
　　实验九　氨基酸的纸色谱 ·· 34
　　实验十　胺、酰胺和糖的性质 ·· 37
　　实验十一　乙酰水杨酸的合成及提纯 ·································· 41
　　实验十二　从茶叶中提取咖啡因 ······································ 44
　　实验十三　药用 $NaOH$ 的含量测定（双指示剂法） ···················· 47
　　实验十四　$KMnO_4$ 滴定法测定 H_2O_2 含量 ························ 50
　　实验十五　水的总硬度及 Ca^{2+}、Mg^{2+} 含量的测定 ·············· 52
　　实验十六　邻二氮菲分光光度法测定微量铁 ···························· 55

第二部分　医用化学学习指导 ·· 57
　　第一章　溶液与胶体溶液 ·· 58
　　　　一、本章要点 ·· 58
　　　　二、典型例题 ·· 59
　　　　三、习题精选 ·· 62
　　第二章　化学反应速率和化学平衡 ···································· 66
　　　　一、本章要点 ·· 66
　　　　二、典型例题 ·· 66
　　　　三、习题精选 ·· 68
　　第三章　电解质溶液 ·· 72
　　　　一、本章要点 ·· 72
　　　　二、典型例题 ·· 73
　　　　三、习题精选 ·· 74
　　第四章　配位化合物简介 ·· 77
　　　　一、本章要点 ·· 77
　　　　二、典型例题 ·· 77

三、习题精选 78

第五章　烃 81
　　一、本章要点 81
　　二、典型例题 82
　　三、习题精选 83

第六章　醇、酚、醚 87
　　一、本章要点 87
　　二、典型例题 88
　　三、习题精选 89

第七章　醛、酮 93
　　一、本章要点 93
　　二、典型例题 94
　　三、习题精选 96

第八章　羧酸和取代羧酸 99
　　一、本章要点 99
　　二、典型例题 102
　　三、习题精选 103

第九章　含氮有机化合物 106
　　一、本章要点 106
　　二、典型例题 107
　　三、习题精选 108

第十章　脂类 114
　　一、本章要点 114
　　二、典型例题 114
　　三、习题精选 115

第十一章　糖类 117
　　一、本章要点 117
　　二、典型例题 118
　　三、习题精选 119

第十二章　滴定分析概述 123
　　一、本章要点 123
　　二、典型例题 124
　　三、习题精选 125

第十三章　紫外-可见分光光度法 129
　　一、本章要点 129
　　二、典型例题 130
　　三、习题精选 131

各章习题参考答案 135

参考文献 151

第一部分

医用化学实验

- 实验须知
- 实验一　粗食盐的提纯
- 实验二　溶液配制和稀释
- 实验三　化学反应速率和化学平衡
- 实验四　缓冲溶液的配制与性质
- 实验五　醇、酚、醚、醛和酮的化学性质
- 实验六　葡萄糖溶液比旋光度的测定
- 实验七　羧酸、取代羧酸及油脂的性质
- 实验八　熔点的测定
- 实验九　氨基酸的纸色谱
- 实验十　胺、酰胺和糖的性质
- 实验十一　乙酰水杨酸的合成及提纯
- 实验十二　从茶叶中提取咖啡因
- 实验十三　药用NaOH的含量测定（双指示剂法）
- 实验十四　$KMnO_4$滴定法测定H_2O_2含量
- 实验十五　水的总硬度及Ca^{2+}、Mg^{2+}含量的测定
- 实验十六　邻二氮菲分光光度法测定微量铁

实 验 须 知

化学实验在《医用化学》教学中占有十分重要的地位。通过实验可以帮助学生形成化学概念，理解和巩固化学知识，培养学生观察现象、分析问题和解决问题的能力，正确掌握实验的基本方法和基本技能以及实验报告的书写。通过实验还能培养学生理论联系实际的学风和实事求是、严肃认真、团结协作的科学态度。要保证实验顺利完成，必须注意以下几个问题。

一、学生实验要求

（1）预习　充分预习实验教材是保证做好实验的一个重要环节。预习应当搞清楚实验的目的、内容、有关原理、操作方法及注意事项等，做好预习报告。对于每个实验中的思考题，预习时应认真思考。

（2）提问和检查　实验开始前由指导教师进行集体或个别提问和检查。一方面了解学生预习情况，另一方面可以具体指导学生的实验方法和复习相关知识。查问的内容主要是实验的目的、内容、原理、操作、注意事项和预习报告等。

（3）进行实验　学生应遵守实验规则，接受教师指导，按照实验教材上所指导的方法、步骤、要求及药品的用量进行实验。细心观察现象，如实记录在实验报告中。同时，应深入思考，分析产生现象的原因。若有疑问，可相互讨论或询问教师。

（4）完成实验报告　实验完毕后，应在规定时间内完成实验报告，由化学课代表收齐交给指导教师。实验报告要求格式规范、记载清楚、结论明确、文字简练、书写整洁。不合格者，教师可退回重做。

二、实验室工作规则

（1）进实验室必须穿工作服。

（2）实验开始前，应先清点仪器，若有缺少和破损，按规定手续向教师补领或调换。实验室仪器如有损坏，按学校仪器赔偿制度进行处理。未经教师同意，不得从其他位置上拿取仪器。

（3）实验时保持安静，集中思想，认真操作，仔细观察现象，如实记录结果，积极思考问题。

（4）实验时应保持实验室和桌面清洁整齐。废纸、火柴梗应放入垃圾桶，废液应倒在废物缸（桶）内。严禁扔（倒）进水槽内，以防水槽和下水道堵塞或腐蚀。

（5）爱护公共财物，小心使用仪器和实验室设备，注意节约水、电和煤气。

（6）使用药品应注意以下几点：

① 药品应按规定量取用，注意节约；

② 取用固体药品时，注意勿使其洒落在实验台上；

③ 药品自瓶中取出后，不应倒回原瓶，以免带入杂质而引起药品污染、变质；

④ 试剂瓶使用后，应立即盖上塞子，并放回原处，以免和其他试剂瓶上的塞子搞错，混入杂质；

⑤ 在指定位置取用各种试剂和药品，严禁将试剂和药品拿到自己的实验台上；

⑥ 实验后要回收的药品，应倒入指定的回收瓶中。

（7）使用精密仪器时必须严格按照操作规程进行操作，细心谨慎，如发现仪器有故障，应立即停止使用，及时报告指导教师。

（8）实验后，应将仪器洗刷干净，放回规定的位置，整理、清洁好桌面。

（9）值日生打扫整个实验室，最后负责检查水、电、气是否关好，关闭门窗，经教师同意后才能离开实验室。

三、实验室安全守则

化学药品中有许多是易燃易爆、有腐蚀性或有毒的。所以在实验前应充分了解安全注意事项；在实验时，应在思想上十分重视安全问题，集中注意力，遵守操作规程，以避免事故的发生。

（1）加热试管时，不要将试管口指向自己或别人，不得俯视正在加热的液体，以免液体溅出，受到伤害。

（2）嗅闻气体时，应用手轻拂气体，扇向自己后再闻。

（3）使用酒精灯时，应随用随点燃，不用时盖上灯罩。不得用已点燃的酒精灯去点燃别的酒精灯，以免酒精溢出而失火。

（4）浓酸、浓碱具有强腐蚀性，切勿溅在衣服、皮肤上，尤其勿溅到眼睛上。稀释浓硫酸时，应将浓硫酸慢慢倒入水中，而不能将水向浓硫酸中倒，以免迸溅。

（5）乙醚、乙醇、丙酮、苯等有机易燃物质，安放和使用时必须远离明火，取用完毕后应立即盖紧瓶塞和瓶盖。

（6）能产生有刺激性或有毒气体的实验，应在通风橱内（或通风处）进行。

（7）有毒药品（如铬盐、钡盐、铅盐、砷的化合物、汞的化合物等，特别是氰化物）不得进入口内或接触伤口。也不能将有毒药品随便倒入下水管道。

（8）实验室内严禁饮食和吸烟。实验完毕，应洗净双手后，才可离开实验室。

四、实验室中意外事故的处理

（1）烫伤　可用高锰酸钾或苦味酸溶液擦洗灼伤处，再涂上凡士林或烫伤油膏。

（2）割伤　应立即用药棉擦净伤口涂上龙胆紫药水，再用纱布包扎。如果伤口较大，应立即到医护室医治。

（3）受强酸腐伤　应立即用大量水冲洗，然后搽上碳酸氢钠油膏或凡士林。

（4）受浓碱腐伤　立即用大量水冲洗，然后用枸橼酸或硼酸饱和溶液洗涤，再搽上凡士林。

（5）吸入刺激性或有毒气体　如吸入氯、氯化氢气体时，可吸入少量酒精和乙醚的混合蒸气以解毒。吸入硫化氢气体而感到不适时，立即到室外呼吸新鲜空气。

（6）毒物进入口内时　应用 5～6mL 稀硫酸铜溶液加入一杯温水中，内服后，用手指伸入咽喉部，促使呕吐，然后立即送往医院治疗。

（7）触电　立即切断电源，必要时进行人工呼吸。

（8）起火　一般小火可用湿布或沙土等扑灭，如火势较大，可使用 CCl_4 灭火器或 CO_2 泡沫灭火器，但不可用水扑救，因水能和某些化学药品（如金属钠）发生剧烈反应而引起更大的火灾。如遇电气设备着火，必须使用 CCl_4 灭火器，绝对不可用水或 CO_2 泡沫灭火器。

实验室急救用具有以下种类。

（1）消防器材　灭火器（如泡沫灭火器、四氯化碳灭火器、二氧化碳灭火器），黄沙等；

（2）急救药箱　红药水、3％碘酒溶液、紫药水、烫伤药膏、3％双氧水溶液、70％乙醇溶液、2％醋酸溶液、饱和碳酸氢钠溶液、1％硼酸溶液、5％硫酸铜溶液、甘油、凡士林、消炎粉、绷带、纱布、药棉、棉签、橡皮膏、医用镊子、剪刀等。

（郑明）

实验一　粗食盐的提纯

一、实验目的

1. 掌握氯化钠的提纯方法和基本原理；
2. 练习固体样品的称取、溶解、过滤、蒸发、结晶等基本操作；
3. 了解 Ca^{2+}、Mg^{2+}、SO_4^{2-} 的定性检验和去除方法。

二、实验原理

粗食盐中含有不溶性杂质（如泥沙等）和可溶性杂质（主要是 Ca^{2+}、Mg^{2+}、Ba^{2+}、SO_4^{2-} 等），不溶性杂质粗食盐溶解后可过滤除去，可溶性杂质则要用化学沉淀方法除去。处理的方法是：在粗食盐溶液中加入稍过量的 $BaCl_2$ 溶液，溶液中的 SO_4^{2-} 便转化为难溶解的 $BaSO_4$ 沉淀而除去。

$$Ba^{2+} + SO_4^{2-} = BaSO_4 \downarrow$$

将溶液过滤，除去 $BaSO_4$ 沉淀。再在溶液中加入 $NaOH$ 和 Na_2CO_3 的混合溶液，Ca^{2+}、Mg^{2+} 及过量的 Ba^{2+} 便生成沉淀。

$$Ca^{2+} + CO_3^{2-} = CaCO_3 \downarrow$$
$$Ba^{2+} + CO_3^{2-} = BaCO_3 \downarrow$$
$$2Mg^{2+} + 2OH^- + CO_3^{2-} = Mg_2(OH)_2CO_3 \downarrow$$

过滤后 Ba^{2+} 和 Ca^{2+}、Mg^{2+} 都已除去，然后用 HCl 将溶液调至微酸性以中和 OH^- 和除去 CO_3^{2-}。

$$OH^- + H^+ = H_2O$$
$$CO_3^{2-} + 2H^+ = CO_2 \uparrow + H_2O$$

少量的可溶性杂质（如 KCl），由于含量少，溶解度又很大，在最后的浓缩结晶过程中，绝大部分仍留在母液中而与氯化钠分离。

三、仪器与试剂

仪器：烧杯（100mL），量筒（100mL），吸滤瓶，布氏漏斗，水泵或真空泵，三脚架，石棉网，托盘天平，蒸发皿，普通漏斗，玻璃棒，酒精灯。试管。

试剂：$HCl(3mol \cdot L^{-1})$，$BaCl_2(1mol \cdot L^{-1})$，$NaOH(2mol \cdot L^{-1})$，$Na_2CO_3(1mol \cdot L^{-1})$，$HAc(2mol \cdot L^{-1})$，$(NH_4)_2C_2O_4$（饱和），镁试剂，粗食盐。

四、实验内容

1. 除去泥沙及 SO_4^{2-}

称取 7.5g 粗食盐放入 100mL 的烧杯中，加入 30mL 水，加热、搅拌使其溶解，继续加热近沸腾，一边搅拌一边滴加 1.5～2mL $1mol \cdot L^{-1}$ 的 $BaCl_2$ 溶液，直至 SO_4^{2-} 沉淀完全为止。为了检验沉淀是否完全，可将酒精灯移去，停止搅拌，待沉淀沉降后，沿烧杯壁滴加 1

滴或 2 滴 $BaCl_2$ 溶液,观察是否有沉淀生成。如无浑浊,说明 SO_4^{2-} 已沉淀完全;如有浑浊,则继续滴 $1mol \cdot L^{-1}$ 的 $BaCl_2$ 溶液,直到沉淀完全为止。沉淀完全后再继续加热几分钟,过滤,保留溶液,弃去 $BaSO_4$ 及原来的不溶性杂质。

2. 除去 Ca^{2+}、Mg^{2+} 和过量的 Ba^{2+}

将滤液转移至另一干净的烧杯中,在加热至接近沸腾的情况下,边搅拌边滴加 $1mL$ $2mol \cdot L^{-1}$ NaOH 溶液,并滴加 $4\sim5mL$ $1mol \cdot L^{-1}$ Na_2CO_3 溶液至沉淀完全为止,过滤,弃去沉淀。

3. 除去剩余的 CO_3^{2-} 和 K^+

将滤液转移至蒸发皿中,用 $3mol \cdot L^{-1}$ 的 HCl 将溶液 pH 调至 $4\sim5$,用小火加热浓缩蒸发,同时不断搅拌,直至溶液呈稠粥状,减压过滤,将晶体尽量抽干。将晶体转移至蒸发皿中,在石棉网上用小火烘炒,用玻璃棒不断翻动,防止结块。在无水蒸气逸出后,改用大火烘炒几分钟,即得到洁白而松散的 NaCl 晶体。

冷却,称重,计算产率。

4. 检验 Ca^{2+}、Mg^{2+} 除去是否完全

取粗食盐和产品各 $0.2g$,分别用 $5mL$ 蒸馏水溶解,然后分别装在两个试管中组成两组,通过对照试验加以检验。

(1) 在第一组溶液中,各加 2 滴 $2mol \cdot L^{-1}$ HAc 使其呈酸性,再分别加入 2 滴 $(NH_4)_2C_2O_4$(饱和)溶液,观察比较两支试管中的现象,检验 Ca^{2+} 是否除去。

(2) 在第二组溶液中,各加 2 滴 $2mol \cdot L^{-1}$ NaOH 溶液,再分别加入 2 滴镁试剂,观察比较两支试管中的现象,检验 Mg^{2+} 是否除去。

五、数据记录与处理

粗食盐: _____ g;精食盐 _____ g;产率＝ _____
产率计算公式:

$$产率 = \frac{m_{精食盐}}{m_{粗食盐}} \times 100\%$$

六、注意事项

1. 药品的取用

(1) 取用药品遵守"三不"原则　不能用手接触药品;不能品尝药品的味道;不要把鼻子凑到容器口去闻药品气味,应用招气入鼻法。易燃、易爆、有腐蚀或有毒的试剂,取用时一定要严格按照有关规定和操作规程,保证安全。

(2) 严格按照实验规定的用量取用药品,注意节约　药品没有具体说明取用量时,一般按最少量取用:液体取 $1\sim2mL$,固体只需盖满试管底部。

(3) 用剩的药品要做到"三不一要"　不放回原瓶;不随丢弃;不拿出实验室;要放入指定容器。

(4) 固体药品的取用　块状固体用镊子夹(一横二放三慢),晶体或小块的用药匙取,粉末状的可用药匙或纸槽取,把试管横放,将药品用药匙或纸槽送到试管底部,再把试管竖起,以免粉末沾到试管口和壁上。

(5) 液体药品的取用　瓶塞倒放,试剂瓶的标签向手心(防止瓶口残留的药液流下来腐蚀标签),瓶靠紧试管口,缓缓倒入。一般往大口容器、容量瓶、漏斗里加液体时,需用玻璃棒引流。倒完后盖紧瓶塞,将试剂瓶放回原处。

① 用量筒（杯）取用量多液体　量筒（杯）平放，视线与量筒（杯）内液体凹液面的最低处保持水平，再读出液体的体积（若仰视会使读数偏小，俯视会使读数偏大，如图1-1）。

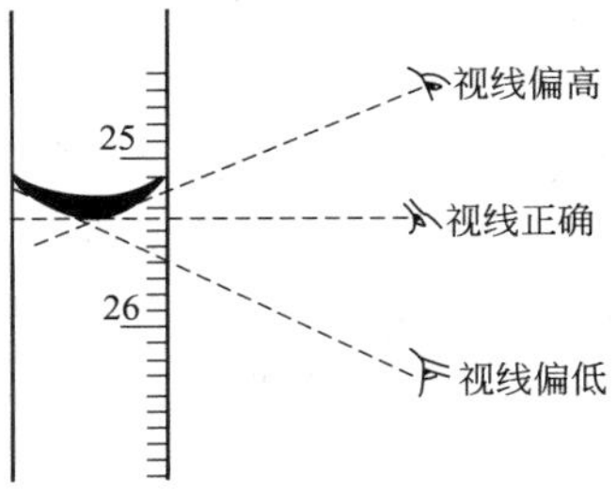

② 用胶头滴管吸取和滴加少量液体　胶头在上，不要平放或倒置（防止试液倒流，腐蚀胶头），滴管不要接触反应容器内壁或放在实验台上，以免沾污滴管或造成试剂污染。要求垂直滴加。

2．过滤的注意事项

图 1-1　量筒（杯）读数

（1）滤器的准备　将选好的滤纸对折两次，第二次对折要与第一次对折的折缝不完全重合。当这样的滤纸放入漏斗（顶角60°）中，其尖角与漏斗壁间有一定的间隙，但其上部却能完好贴在漏斗壁上。这样装成的过滤器比所有表面都贴在漏斗上的过滤器的过滤速度更快。对折时，不要把滤纸顶角的折缝压得过扁，以免削弱尖端的强度。

（2）一贴二低三靠　"一贴"是指滤纸折叠角度要与漏斗内壁口径吻合，使湿润的滤纸上部紧贴漏斗内壁而无气泡，因为如果有气泡会影响过滤速度。"二低"一是指滤纸的边缘要稍低于漏斗的边缘，二是指在整个过滤过程中还要始终注意到滤液的液面要低于滤纸的边缘。这样可以防止杂质未经过滤而直接流到烧杯中，未经过滤的液体与滤液混在一起，而使滤液浑浊，没有达到过滤的目的。"三靠"一是指待过滤的液体倒入漏斗中时，盛有待过滤液体的烧杯的烧杯嘴要靠在倾斜的玻璃棒上（玻璃棒引流），防止液体飞溅和待过滤液体冲破滤纸；二是指玻璃棒下端要轻靠在三层滤纸处以防碰破滤纸（三层滤纸一边比一层滤纸那边厚，三层滤纸那边不易被弄破）；三是指漏斗的下端要紧靠接收滤液的接收器的内壁，以防液体溅出。

在使用滤纸前，必须先用水喷湿滤纸后才可使用。因为干的滤纸不但过滤效果不佳，而且当样本体积较少时，更会被滤纸吸走样本，影响实验结果。

3．物质的加热

实验室常用玻璃仪器里试管可以直接加热，量筒、量杯、容量瓶、试剂瓶等不能直接加热，而是应酌情用烧杯、烧瓶、锥形瓶等替代，烧杯、烧瓶、锥形瓶需要垫上石棉网才可加热，否则易受热不均匀而炸裂。蒸发皿和坩埚可以直接加热。

给试管里的液体或固体加热是实验室里必须掌握的基本操作之一，但需要掌握以下要点：①加热前，将试管外壁的水擦干，以免加热时试管受热不均匀而炸裂。从试管底部套入试管夹，夹在距试管口约1/3处（或中上部），加热时手捏试管夹长柄，手指不能接触短柄。②加热时，应在火焰上方来回移动试管，进行预热，使试管受热均匀，然后使火焰对准有药品的部分加热。不要使试管底部跟灯芯接触，也不要离得太远（用外焰加热）。试管里的液体体积不要超过试管容积的1/3，试管倾斜45°（加热固体时，试管口应略向下倾斜），试管口不能对着自己和有人的方向，以免试管里的液体受热沸腾，喷出伤人，如图1-2。③加热后，烧得很热的试管不要立即用冷水冲洗，以免炸裂，也不要直接放在实验台上，以免烫坏实验台（可以放在石棉网或铁架台上）。

4．常用玻璃仪器的洗涤

在实验工作中，洗涤玻璃仪器不仅是一项必须做的实验准备工作，也是一项技术性的工作。

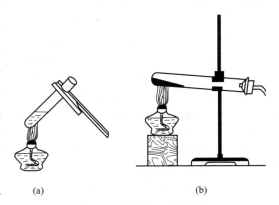

(a)　　　　　　　　(b)

图 1-2　用酒精灯加热试管

仪器洗涤是否符合要求，对实验结果的准确度和精密度均有影响，针对不同情况需选用合适的洗液。

洗刷前，应首先将手用肥皂洗净，以免手上的油污附在仪器上，增加洗刷的困难。根据所洗仪器的形状选择合适的毛刷。洗干净的玻璃仪器，应该以挂不住水珠为度。如仍能挂住水珠，仍然需要重新洗涤。

（1）水洗　在玻璃仪器中加入少量自来水并选用合适的毛刷刷洗，如此重复洗涤 2～3 次，再用蒸馏水冲洗 2～3 次，直到玻璃仪器透明、壁上不挂水珠为止。水洗只能洗去尘土和水溶性污物，不能洗去有机物和油污。

（2）洗衣粉（去污粉）或合成洗涤剂洗　若玻璃仪器上沾有油污或有机物时，可以选用去污粉、肥皂液或洗涤剂来洗涤。洗涤的具体方法是：水洗除去尘土和水溶性污物后，用毛刷蘸些去污粉或洗涤剂将仪器内外全刷洗一遍，再用自来水冲洗掉残留的洗涤剂和泡沫，最后加少量的蒸馏水淋洗 2～3 次，直至洗干净为止。用蒸馏水冲洗时，要用顺壁冲洗方法并充分振荡，经蒸馏水冲洗后的仪器，用指示剂检查应为中性。

（3）铬酸洗液洗　一些口径小而长的仪器，如滴定管、移液管、容量瓶等沾有油污或有机物时，不宜用刷子刷洗，可选用氧化能力和腐蚀能力很强的铬酸洗液来洗。具体的洗涤方法是：先用水洗去尘土和水溶性污物，然后尽可能倾掉残留液，再在仪器中加入少量的铬酸洗液，慢慢地转动仪器，使仪器内壁全部浸润（注意不能让洗液流出来），旋转几周后，把洗液倒回原瓶，最后依次用自来水、蒸馏水冲洗干净。

用以上方法洗涤后的仪器，经自来水冲洗后，还残留有 Ca^{2+}、Mg^{2+} 等离子，如需除掉这些离子，还应用去离子水洗 2～3 次，每次用水量一般为所洗涤仪器体积的 1/4～1/3。

[思考题]

1. 过滤器的准备和过滤操作的过程中应该注意哪些问题？为什么？
2. 通过这次实验去除的是粗盐中的什么成分？
3. 如果要去除粗盐中可溶性杂质 Ca^{2+}、Mg^{2+}、SO_4^{2-} 等用什么方法？

附：托盘天平的使用

托盘天平结构如图 1-3。具体使用步骤如下。

（1）天平要放置在水平的地方。游码要归零。

（2）调节平衡螺母调节零点，检查天平是否好用。

（3）左物右码。在左边托盘上放上称量纸（如称取物为液体则放玻璃器皿），旋转平衡螺母调节零点，直至指针对准分度盘的中央刻度线，这时横梁平衡。托盘天平是等臂的、指针向上的天平。指针偏向左侧说明左边沉，平衡螺母应向右移；指针偏向右侧说明右边沉，平衡螺母应向左移。

（4）如称取已知质量的物质，直接将砝码加至所需质量，逐步添加所称取物质至指针对准中央刻度线。如称取未知质量的物质，则添加砝码从估计称量物的最大值加起，逐步减小。托盘天平只能称准到 0.1g。加减砝码并移动标尺上的游码，直至指针再次对准中央刻度线。在称量过程中，不可再碰平衡螺母。

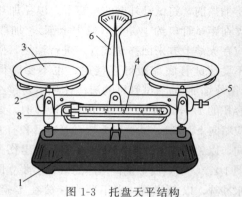

图 1-3　托盘天平结构

1—底座；2—托盘架；3—托盘；4—标尺；
5—平衡螺母；6—指针；7—分度盘；8—游码

（5）取用砝码必须用镊子，取下的砝码应放在砝码盒中，称量完毕，应把游码移回零点。

（汤　铮）

实验二　溶液配制和稀释

一、实验目的

1. 掌握不同浓度溶液的配制及溶液稀释的操作；
2. 掌握如何规范化地使用容量瓶、移液管等仪器的实验操作；
3. 培养细心观察、准确操作、认真记录的良好习惯。

二、实验原理

溶液的浓度是指一定量的溶液或溶剂中所含溶质的量。常用的浓度表示方法有：物质的量浓度（$c_B = n_B/V$，单位：$mol \cdot L^{-1}$）、质量浓度（$\rho_B = m_B/V$，单位：$g \cdot L^{-1}$）、质量分数（$\omega_B = m_B/m$）和体积分数（$\varphi_B = V_B/V$）等。溶液配制的一般步骤如下：

（1）固体物质配制成溶液　根据溶液的浓度与体积计算所需固体的质量，用天平称取后溶解于烧杯中，完全溶解后转移至容量瓶中，烧杯用少量蒸馏水洗涤三次，洗涤液转移至容量瓶中，定容至刻度。摇匀、装瓶，贴标签备用。

（2）浓溶液稀释成稀溶液　根据溶液的浓度与体积计算所需浓溶液的体积，用吸量管或移液管吸取所需体积的浓溶液于烧杯中，加少量水稀释后转移至容量瓶中，烧杯用少量蒸馏水洗涤三次，洗涤液转移至容量瓶中，定容至刻度。摇匀、装瓶，贴标签备用。

三、仪器与试剂

仪器：量筒（10mL、100mL），烧杯（50mL），容量瓶（50mL，100mL），托盘天平，称量纸，药匙，玻璃棒，滴管。

试剂：硫酸（浓），酒精（95％），NaCl（固体）。

四、实验内容

1. 用市售浓硫酸配制 50mL 1mol·L⁻¹的稀硫酸溶液

（1）计算　$c_B = \rho_B/M_B$，$c_1 V_1 = c_2 V_2$。

（2）量取　用 10mL 量筒准确量取浓硫酸_____ mL。

（3）溶解　将量取的浓硫酸沿着烧杯壁，缓缓注入装有 20mL 蒸馏水的小烧杯里，并用玻璃棒搅拌均匀。

（4）转移　取 50mL 容量瓶一只并检漏，然后将稀释后冷却的硫酸小心地用玻璃棒引流入容量瓶。

（5）洗涤　用约 25mL 蒸馏水，分成 2～3 次洗涤烧杯和玻璃棒，将每次洗涤液都倒入容量瓶里。

（6）定容　用胶头滴管向容量瓶里逐滴滴入蒸馏水，至液面最低点恰好与环形刻度线相切。把容量瓶盖紧，再倒转振荡摇匀。

（7）装瓶、贴签　将配制好的溶液倒入干净的大小合适的试剂瓶中，贴上标签，标签需注明所配溶液的名称、浓度及配制日期。

2. 由市售 95％的酒精配制 75％的药用消毒酒精 100mL

（1）计算　　$c_1V_1=c_2V_2$

（2）量取　　用 100mL 量筒量取 95％的酒精＿＿＿＿＿＿ mL，用玻璃棒引流至 100mL 容量瓶中。

（3）洗涤　　用约 20mL 蒸馏水，分成 2～3 次洗涤量筒和玻璃棒，将每次洗涤液都倒入容量瓶中。

（4）定容　　用胶头滴管向容量瓶里逐滴滴入蒸馏水，至液面最低点恰好与环形刻度线相切。将容量瓶盖紧，再倒转振荡摇匀。

（5）装瓶、贴签。

3. 配制 $\rho_B=9g\cdot L^{-1}$ 的生理盐水 100mL

（1）计算　　$\rho_B=m_B/V$。

（2）称量　　在托盘天平上准确称取 NaCl 固体＿＿＿＿＿＿ g，倒入 50mL 小烧杯中。

（3）溶解　　加 50mL 蒸馏水溶解烧杯中的 NaCl 固体，并用玻璃棒搅拌均匀。

（4）转移　　用玻璃棒将溶液转移到 100mL 容量瓶中。

（5）洗涤　　用约 30mL 蒸馏水，分成 2～3 次洗涤烧杯和玻璃棒，将每次洗涤液都倒入容量瓶里。

（6）定容　　用胶头滴管向量筒里逐滴滴入蒸馏水到 100mL 刻度线，使液面最低点恰好与环形刻度线相切。将容量瓶盖紧，再倒转振荡摇匀。

（7）装瓶、贴签。

五、数据记录与处理

1. 用市售浓硫酸配制 50mL 1mol·L⁻¹ 的稀硫酸溶液

根据 $c_B=\rho_B/M_B$，$c_1V_1=c_2V_2$ 计算，量取浓硫酸＿＿＿＿＿＿ mL。

2. 由市售 95％的酒精配制 75％的药用消毒酒精 95mL

根据 $c_1V_1=c_2V_2$ 计算，量取＿＿＿＿＿＿ mL 95％的酒精。

3. 配制 $\rho_B=9g\cdot L^{-1}$ 的生理盐水 100mL

根据 $\rho_B=m_B/V$ 计算，称取＿＿＿＿＿＿ g NaCl 固体。

六、注意事项

玻璃仪器需洗净后使用，以免造成污染。正确使用容量瓶、移液管和量筒，否则影响溶液的浓度；装瓶要注意，需避光保存的试剂要装入棕色瓶中。

1. 容量瓶的使用

容量瓶主要用于准确地配制一定浓度和体积的溶液，是细颈、梨形、平底的玻璃瓶，配有磨口玻璃塞（亦有塑料塞），塞与瓶应编号配套或用绳子相连接，以免弄错。在瓶颈上有环状刻度线，当瓶内液体在所指定温度下达到标线处时，其体积即为瓶上所注明的容积数。容量瓶分无色和棕色两种，要选择合适的容量瓶使用。用法及注意事项如下：

（1）使用前检查瓶塞处是否漏水。具体操作方法是：在容量瓶内装入半瓶水，塞紧瓶塞，用右手食指顶住瓶塞，另一只手五指托住容量瓶底，将其倒立（瓶口朝下），观察容量瓶是否漏水。若不漏水，将瓶正立且将瓶塞旋转 180°后，再次倒立，检查是否漏水，若两次操作，容量瓶瓶塞周围皆无水漏出，即表明容量瓶不漏水。经检查不漏水的容量瓶才能使用，如图 2-1。

（2）配制溶液时，固体试剂需先在烧杯中溶解。转移溶液至容量瓶里时要用玻璃棒引流。方法是将玻璃棒一端靠在容量瓶颈内壁上，注意不要让玻璃棒其他部位触及容量瓶口，防止液体流到容量瓶外壁上，如图 2-2。观察时眼睛位置也应与液面和刻度在同一水平面上，液面离标线 1cm 左右时，应改用滴管小心滴加，液面最低处要恰与瓶颈上的刻度相切。若加水超过刻度线，则需重新配制。

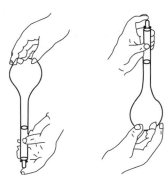

图 2-1　容量瓶检漏

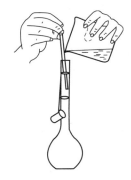

图 2-2　转移溶液至容量瓶

（3）盖紧瓶塞，用倒转和摇动的方法使瓶内的液体混合均匀。静置后如果发现液面低于刻度线，这是因为容量瓶内极少量溶液在瓶颈处润湿所损耗，所以并不影响所配制溶液的浓度，故不要在瓶内添水，否则，将使所配制的溶液浓度降低。

（4）使用容量瓶时应注意：①容量瓶的容积是特定的，刻度不连续，所以一种型号的容量瓶只能配制同一体积的溶液。在配制溶液前，先要弄清楚需要配制的溶液的体积，然后再选用相同规格的容量瓶。②易溶解且不发热的物质可直接用漏斗倒入容量瓶中溶解，其他物质基本不能在容量瓶里进行溶质的溶解，应将溶质在烧杯中溶解后转移到容量瓶里。③容量瓶不能进行加热。如果溶质在溶解过程中放热，要待溶液冷却后再进行转移，因为一般的容量瓶是在 20℃ 的温度下标定的，若将温度较高或较低的溶液注入容量瓶，容量瓶则会热胀冷缩，所量体积就会不准确，导致所配制的溶液浓度不准确。④容量瓶只能用于配制溶液，不能储存溶液，因为溶液可能会对瓶体进行腐蚀，从而使容量瓶的精确度受到影响。⑤容量瓶用毕应及时洗涤干净，塞上瓶塞，并在塞子与瓶口之间夹一条纸条，防止瓶塞与瓶口粘连。

2. 吸量管和移液管

用来准确移取一定体积液体的量器。通常又把具有刻度的直形玻璃管称为吸量管，中间膨大的称移液管或胖肚吸管。根据所移溶液的体积和要求选择合适规格的使用，在滴定分析中准确移取溶液一般使用移液管，反应需控制试液加入量时一般使用吸量管。

（1）用前准备　检查管口和尖嘴有无破损，如有则不能使用。移液管（吸量管）需洁净，如不洁净则影响实验结果，移液管可用铬酸洗液浸泡洗，再用自来水冲净、控干后用。使用前用待吸液洗 2～3 次，以保证待吸液浓度不变。

（2）吸取溶液　用右手拿移液管或吸量管上端合适位置，食指靠近管上口，中指和无名指张开握住移液管外侧，拇指在中指和无名指中间位置握在移液管内侧，小指自然放松；左手将洗耳球握在掌中，尖口向下，握紧洗耳球，排出球内空气，将洗耳

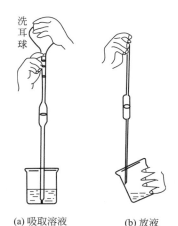

(a) 吸取溶液　　(b) 放液

图 2-3　用吸量管吸取溶液和放液

球尖口插入或紧接在移液管（吸量管）上口，注意不能漏气。慢慢松开左手手指，使溶液吸入管内。如图 2-3(a)。

（3）放液　当液面上升至刻度线以上部分，移开吸耳球，迅速用右手食指堵住移液管（吸量管）上口，左手放下洗耳球。放液时左手拿住接溶液的容器，使容器倾斜，右手垂直地拿住移液管（吸量管），让管尖靠在接收容器的内壁上，稍松指尖，使管内液面缓缓下降，如图 2-3(b)。为保证准确，吸量管每次都应从最上面刻度起始往下放出所需体积，不能用多少体积就取出多少体积。不能用洗耳球向移液管中的溶液吹气（标有"吹"字的移液管除外）。用完后立即用蒸馏水冲洗干净，放在专用架上备用。

[思考题]

1. 浓硫酸可否直接在容量瓶中溶解？为什么？
2. 洗涤时洗涤液不转移到容量瓶中对溶液的浓度有什么影响？
3. 没有标"吹"字的移液管最后需要吹吗？为什么？

（汤　铮）

实验三　化学反应速率和化学平衡

一、实验目的

1. 了解浓度、温度和催化剂对反应速率的影响；
2. 了解浓度、温度和催化剂对化学平衡的影响；
3. 学习实验数据作图法的处理。

二、实验原理

1. 浓度、温度对化学平衡的影响

对于平衡方程式，它的正向、逆向移动与它所处的浓度、温度有关系。可根据下列情况来判断反应的自发性或反应进行的方向：

$$Q > K \qquad 非自发反应，反应向逆方向进行$$
$$Q = K \qquad 平衡状态$$
$$Q < K \qquad 自发反应，反应向正方向进行$$

在平衡状态的系统中，浓度的改变，将导致 Q 的改变，而 K 并不改变，此时，Q 不等于 K。如增大反应物的浓度或减小生成物的浓度，Q 值将减小，于是 $Q < K$，反应能自发地向正方向进行，平衡将发生移动，直到 $Q = K$。平衡系统达到平衡后，如不改变系统的 Q 而改变温度，系统的 K 将会随着温度 T 的改变而发生变化。对于吸热反应，升高温度，K 值增大，于是 $Q < K$ 平衡向正方向移动；对于放热反应，升高温度，K 值减小，于是 $Q > K$，平衡向逆方向移动。

2. 浓度、温度对反应速率的影响

在给定温度的条件下，化学反应速率与各反应物浓度（以化学反应式中该物质的化学计量数为指数）的乘积成正比。例如，对于 KIO_3 与 $NaHSO_3$ 可发生氧化还原反应：

$$2KIO_3 + 5NaHSO_3 \Longrightarrow Na_2SO_4 + 3NaHSO_4 + K_2SO_4 + I_2 + H_2O$$

反应生成的 I_2 可使淀粉变蓝色。如果在溶液中预先加入淀粉作为指示剂，则淀粉变蓝所需的时间 t 长短就可以用来表示反应速率 v 的快慢。速率 v 与时间 t 成反比，与 $\dfrac{1}{t}$ 成正比。

若固定 $NaHSO_3$ 的浓度，改变 KIO_3 的浓度，则 $\dfrac{1}{t}$ 与 c_{KIO_3} 变化成直线关系。

温度升高，由于 K 的增大而使反应速率增大。因为温度升高使活化分子的百分数增大，从而使活化分子总数大大增加，反应显著加快。

3. 催化剂对反应速率的影响

催化剂能显著增加反应速率是因为它改变了反应的过程，降低了反应的活化能，从而增大了活化分子的百分数。

三、仪器与试剂

仪器：秒表，烧杯（5 只 100mL，1 只 250mL），量筒（10mL，50mL），玻璃棒，药匙，温度计（100℃），试管，NO_2 平衡仪。

试剂：MnO_2（固体），KIO_3（$0.05mol \cdot L^{-1}$。称取 10.7g 分析纯 KIO_3 配成 1L 溶液），$NaHSO_3$（$0.05mol \cdot L^{-1}$。称取 5.2g 分析纯 $NaHSO_3$ 和 5g 可溶性淀粉配成 1L 溶液。方法：先用少量水将 5g 淀粉调成糊状，然后倒入 150mL 沸水中，冷却后加入 $NaHSO_3$ 溶液，稀释成 1L），$FeCl_3$ 溶液（$0.01mol \cdot L^{-1}$），$FeCl_3$ 溶液（饱和），KSCN 溶液（$0.03mol \cdot L^{-1}$），KSCN 溶液（饱和），H_2O_2（3%）。

四、实验内容

1. 浓度对反应速率的影响

取一只 100mL 烧杯编为 1 号，装 35mL 蒸馏水。用 10mL 量筒准确量取 10mL $0.05mol \cdot L^{-1}$ $NaHSO_3$ 倒入 1 号烧杯中，搅拌均匀。然后，用另一量筒准确量取 5mL $0.05mol \cdot L^{-1}$ KIO_3 溶液，准备好秒表和玻璃棒，将 KIO_3 溶液迅速倒入 1 号烧杯中，立即搅动并看秒表计时，记录溶液变蓝所需时间，并填入表 3-1 中。用同样方法，进行表 3-1 中其他实验。

根据表 3-1 数据，以 $c_{KIO_3} \times 1000$ 为横坐标，以 $\frac{1}{t} \times 100$ 作为纵坐标，绘制曲线。

2. 温度对反应速率的影响

在一只 100mL 小烧杯中加入 10mL $0.05mol \cdot L^{-1}$ $NaHSO_3$ 溶液和 35mL 蒸馏水。用另一量筒量取 5mL $0.05mol \cdot L^{-1}$ KIO_3 溶液加入另一试管中，将烧杯与试管同时水浴加热至温度比室温高 10℃左右，将 5mL $0.05mol \cdot L^{-1}$ KIO_3 溶液倒入烧杯中，立即搅拌并看秒表计时，记录淀粉变蓝时间，并填入表 3-2 中。重复上述实验一次。

水浴可用 250mL 烧杯装水，用小火加热，控制温度高出测定温度约 10℃左右，不宜过高。若室温比较高，在 30℃以上时，用冷水浴代替热水浴，此时，水温比室温低 10℃左右，记录淀粉变蓝时间，并与室温时淀粉变蓝时间进行比较。

3. 催化剂对反应速率的影响

H_2O_2 室温下能分解而放出氧气，但是反应比较慢。如果加入催化剂（如 MnO_2），则反应速率立即加快。

在试管中加入 3mL 3% H_2O_2 溶液，观察是否有气泡产生，用药匙的小端加入少量 MnO_2 观察气泡发生情况，并用带火星的火柴棒证明放出的气体是氧气。

4. 浓度对化学平衡的影响

取 $0.01mol \cdot L^{-1}$ $FeCl_3$ 溶液和 $0.03mol \cdot L^{-1}$ KSCN 溶液各 5 滴放在小烧杯内混合，由于生成 $Fe(SCN)_n^{3-n}$ 而使溶液呈深红色：

$$Fe^{3+} + nSCN^- \rightleftharpoons Fe(SCN)_n^{3-n}$$

将所得溶液用 30mL 蒸馏水稀释，取 3 支试管分别加入稀释后的溶液 2mL，在①号试管中加入少量饱和 $FeCl_3$ 溶液，在②号试管中加入饱和 KSCN 溶液，充分振荡混合，注意颜色变化，并与③号试管中溶液进行比较。根据化学平衡定律，解释颜色的变化。

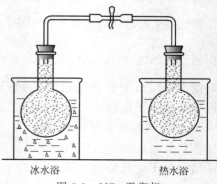

冰水浴　　　　热水浴

图 3-1 NO_2 平衡仪

5. 温度对化学平衡的影响

取一支带有两个玻璃球的 NO_2 平衡仪（图 3-1），其中 N_2O_4 和 NO_2 存在如下平衡：

$$2NO_2 \rightleftharpoons N_2O_4 + 54.43kJ$$

NO_2 是棕色气体，N_2O_4 是无色气体。开始时，平衡仪中是两种气体的混合物，则根据二者相对含量而具有一定的棕色。将一只玻璃球浸入热水中，另一只玻璃球浸入冰水中，观察两只玻璃球中气体颜色的变化。试从颜色变化，指出玻璃球中气体平衡移动方向。

五、数据记录与处理

1. 浓度对反应速率的影响

表 3-1　浓度对反应速率的影响

实验项目	1	2	3	4	5
V_{NaHSO_3}/mL	10	10	10	10	10
V_{H_2O}/mL	35	30	25	20	15
V_{KIO_3}/mL	5	10	15	20	25
t/s					
$\dfrac{1}{t} \times 100$/s^{-1}					
$c_{KIO_3} \times 1000$/mol·L^{-1}					

根据表 3-1 数据，以 $c_{KIO_3} \times 1000$ 为横坐标，以 $\dfrac{1}{t} \times 100$ 作为纵坐标，绘制曲线。

2. 温度对反应速率的影响

表 3-2　温度对反应速率的影响

实验项目	1	2	实验项目	1	2
V_{NaHSO_3}/mL	10	10	实验温度 T/℃		
V_{H_2O}/mL	35	35	t/s		
V_{KIO_3}/mL	5	5			

根据表 3-2 数据说明_____。

3. 催化剂对反应速率的影响

加入 MnO_2 前后的现象是：_____；说明_____。

4. 浓度对化学平衡的影响

与③号试管比，①号试管颜色_____；②号试管颜色_____；说明_____。

5. 温度对化学平衡的影响

热水中气体平衡向_____移动；冰水中气体平衡向_____移动；说明_____。

六、注意事项

1. 在考察浓度对反应速率的影响时，淀粉指示剂不能太浓，否则影响观察。

2. 在考察浓度对化学平衡的影响时，观察 NO_2 平衡仪应在其背后加一张白纸作为背景，以便于观察。

3. 在考察催化剂对反应速率的影响时，要用带火星的火柴棒检验气体是否是氧气。

4. 认真操作温度计，注意实验室的安全。

5. 如实记录实验数据，认真观察实验过程中的现象，并用所学知识解释。

6. 实验结束后，按照要求清理实验台面和实验室卫生，按时交实验报告。

[思考题]

1. 何谓化学反应速率？化学反应速率受哪些因素影响？

2. 何谓化学平衡？化学平衡受哪些因素影响？

（刘建华）

实验四　缓冲溶液的配制与性质

一、实验目的

1. 学习缓冲溶液的配制浓度和缓冲比的关系；
2. 练习吸量管的使用方法，加深对缓冲溶液性质的理解；
3. 了解缓冲容量与缓冲剂。

二、实验原理

能抵抗外来少量强酸、强碱或适当稀释而保持 pH 基本不变的溶液叫缓冲溶液。缓冲溶液一般是由缓冲对（弱酸及其盐、弱碱及其盐、多元弱酸的酸式盐及其次级盐）组成。缓冲溶液的 pH 可用下式计算：

$$pH = pK_a^{\ominus} + \lg \frac{c_b}{c_a}$$

式中，c_a 为共轭酸的浓度；c_b 为共轭碱的浓度。缓冲溶液 pH 除主要决定于 $pK_a^{\ominus}(pK_b^{\ominus})$ 外，还与缓冲比有关。若配制缓冲溶液所用的缓冲对的原始浓度均为 c，共轭酸的体积为 V_a，共轭碱的体积为 V_b，总体积为 V，混合后共轭酸（共轭碱）的浓度为 $\frac{cV_a}{V}\left(或\frac{cV_b}{V}\right)$，则：

$$\frac{c_b}{c_a} = \frac{cV_b/V}{cV_a/V} = \frac{V_b}{V_a}$$

所以缓冲溶液 pH 可写为：

$$pH = pK_a^{\ominus} + \lg \frac{V_b}{V_a}$$

配制缓冲溶液时，只要按计算值量取共轭碱和共轭酸溶液的体积，混合后即可得到一定 pH 的缓冲溶液。

缓冲容量是衡量缓冲溶液的缓冲能力大小的尺度。为获得最大的缓冲容量，应控制 $\frac{c_b}{c_a} = 1$。缓冲对总浓度大的，缓冲容量亦大，但实践中缓冲对浓度不宜过大。

三、仪器与试剂

仪器：LpH-802 酸度计，试管，量筒（10mL），烧杯（50mL），吸量管（10mL）。

试剂：HAc（0.1mol·L^{-1}，1mol·L^{-1}），NaAc（0.1mol·L^{-1}，1mol·L^{-1}），NaH$_2$PO$_4$（0.1mol·L^{-1}），Na$_2$HPO$_4$（0.1mol·L^{-1}），NH$_3$·H$_2$O（0.1mol·L^{-1}），NH$_4$Cl（0.1mol·L^{-1}），HCl（0.1mol·L^{-1}），NaOH（0.1mol·L^{-1}，1mol·L^{-1}），pH=4 的 HCl，pH=10 的 NaOH，pH=6.86 标准缓冲溶液，pH=6.86 标准缓冲溶液，pH=9.18 标准缓冲溶液，甲基红溶液，精密 pH 试纸。

四、实验内容

1. 缓冲溶液的配制与 pH 的测定

按照表 4-1，通过计算，用吸量管吸取相应体积的各种液体，配制甲、乙、丙三种不同 pH 的缓冲溶液，然后用精密 pH 试纸和酸度计分别测定它们的 pH。比较理论计算值与两种测定方法实验值是否相符（溶液留作后面实验用）。

2. 缓冲溶液的性质

（1）取 3 支试管，依次加入蒸馏水，pH＝4 的 HCl 溶液，pH＝10 的 NaOH 溶液各 3mL，然后向各管加入 5 滴 0.1mol·L^{-1} HCl，再分别用精密 pH 试纸测其 pH。用相同的方法，试验 5 滴 0.1mol·L^{-1} NaOH 对上述三种溶液 pH 的影响。将结果记录在表 4-2 中。

（2）取 3 支试管，各加入自己配制的 pH＝4.0、pH＝7.0、pH＝10.0 的缓冲溶液各 3mL。然后向各管加入 5 滴 0.1mol·L^{-1} HCl，用精密 pH 试纸测其 pH。用相同的方法，试验 5 滴 0.1mol·L^{-1} NaOH 对上述三种缓冲溶液 pH 的影响。将结果记录在表 4-2 中。

（3）取 3 支试管，各加入自己配制的 pH＝4.0、pH＝7.0、pH＝10.0 的缓冲溶液各 1mL。然后向各管中加入 10mL 水，混匀后再用精密 pH 试纸测其 pH，考查稀释上述三种溶液 pH 的影响。将实验结果记录于表 4-2。

3. 缓冲溶液的缓冲容量

（1）缓冲容量与缓冲组分浓度的关系　取两支大试管，在一试管中加入 0.1mol·L^{-1} HAc 和 0.1mol·L^{-1} NaAc 各 3mL，另一试管中加入 1mol·L^{-1} HAc 和 1mol·L^{-1} NaAc 各 3mL，混匀后用精密 pH 试纸测定两试管内溶液的 pH，记录于表 4-3。在两试管中分别滴入 2 滴甲基红指示剂，溶液颜色记录于表 4-3（甲基红在 pH＜4.2 时呈红色，pH＞6.3 时呈黄色）。然后在两试管中分别逐滴加入 1mol·L^{-1} NaOH 溶液（每加入 1 滴 NaOH 均需摇匀），直至溶液的颜色变成黄色。各试管所滴入 NaOH 的滴数记录于表 4-3。

（2）缓冲容量与缓冲组分比值的关系　取两支大试管，用吸量管在一试管中加入 0.1mol·L^{-1} NaH$_2$PO$_4$ 和 0.1mol·L^{-1} Na$_2$HPO$_4$ 各 10mL；在另一试管中加入 2mL 0.1mol·L^{-1} NaH$_2$PO$_4$ 和 18mL 0.1mol·L^{-1} Na$_2$HPO$_4$，混匀后用精密 pH 试纸分别测量两试管中溶液的 pH。然后在每试管中各加入 1.8mL 0.1mol·L^{-1} NaOH，混匀后再用精密 pH 试纸分别测量两试管中溶液的 pH。结果记录于表 4-4。

五、数据记录与处理

1. 缓冲溶液的配制与 pH 的测定

表 4-1　缓冲溶液的配制与 pH 测定

实验项目	理论 pH	各组分的体积/mL(总体积 50mL)		精密 pH 试纸测定 pH	pH 计测定 pH
甲	4	0.1mol·L^{-1} NaAc			
		0.1mol·L^{-1} HAc			
乙	7	0.1mol·L^{-1} NaH$_2$PO$_4$			
		0.1mol·L^{-1} Na$_2$HPO$_4$			
丙	10	0.1mol·L^{-1} NH$_3$·H$_2$O			
		0.1mol·L^{-1} NH$_4$Cl			

2. 缓冲溶液的性质

表 4-2　缓冲溶液的性质

实验项目	溶液类别	pH	加 5 滴 HCl 后 pH	加 5 滴 NaOH 后 pH	加 10mL 蒸馏水后 pH
1	蒸馏水	7			—
2	HCl 溶液	4			—
3	NaOH 溶液	10			—
4	缓冲溶液 甲 3mL	4			—
5	缓冲溶液 乙 3mL	7			—
6	缓冲溶液 丙 3mL	10			—
7	缓冲溶液 甲 1mL	4	—	—	—
8	缓冲溶液 乙 1mL	7	—	—	—
9	缓冲溶液 丙 1mL	10	—	—	—

通过以上实验结果，说明缓冲溶液具有＿＿＿＿＿＿＿＿＿＿＿＿＿＿。

3. 缓冲溶液的缓冲容量

（1）缓冲容量与缓冲组分浓度的关系

表 4-3　缓冲容量与缓冲组分浓度的关系

实验项目	溶液类别	pH	加 2 滴甲基红后颜色	溶液变黄色时，加 NaOH 滴数
1	$3mL0.1mol \cdot L^{-1}$ NaAc＋$3mL0.1mol \cdot L^{-1}$ HAc			
2	$3mL1mol \cdot L^{-1}$ NaAc＋$3mL1mol \cdot L^{-1}$ HAc			

上述实验说明＿＿＿＿＿＿＿＿＿＿＿＿＿＿＿＿＿＿＿＿＿＿。

（2）缓冲容量与缓冲组分比值的关系

表 4-4　缓冲容量与缓冲组分比值的关系

实验项目	溶液类别	pH	加入 $1.8mL0.1mol \cdot L^{-1}$ NaOH 后 pH
1	$10mL0.1mol \cdot L^{-1}$ NaH_2PO_4＋$10mL0.1mol \cdot L^{-1}$ Na_2HPO_4		
2	$2mL0.1mol \cdot L^{-1}$ NaH_2PO_4＋$18mL0.1mol \cdot L^{-1}$ Na_2HPO_4		

上述实验说明＿＿＿＿＿＿＿＿＿＿＿＿＿＿＿＿＿＿＿＿＿＿。

六、注意事项

1. 溶液配制前，有关玻璃仪器要清洗干净。

2. 用 pH 试纸估测溶液 pH 时，不能将试纸浸入溶液中，应用镊子夹取小块试纸放在洁净、干燥的点滴板上，再用玻璃棒蘸取待测溶液点在试纸上，再将试纸呈现的颜色与标准色板对比，确定溶液 pH。

3. 认真学习 pH 计的使用，能准确测量各种溶液的 pH。

4. 注意保护玻璃电极的薄膜，切勿用洗瓶尖或烧杯边等硬物碰撞，淋洗后用滤纸角吸干，切勿擦拭。

[思考题]

1. 为什么缓冲溶液具有缓冲作用？缓冲溶液的 pH 由哪些因素决定？

2. 现有下列几种酸及这些酸的各种对应盐类（包括酸式盐），欲配制 pH＝2、pH＝10、pH＝12 的缓冲溶液，应各选用哪种缓冲剂较好？

H_3PO_4、HAc、$H_2C_2O_4$、H_2CO_3、HF

3. 将 10mL $0.1mol \cdot L^{-1}$ HAc 溶液和 10mL $0.1mol \cdot L^{-1}$ NaOH 溶液混合后，问所得溶液是否具有缓冲能力？

4. 用 pH 计测定溶液 pH 时，已经标定的仪器，"定位"调节是否可以改变位置，为什么？

附：LpH-802 中文台式酸度计实验内容

1. 装配：请按图 4-1 所示装配酸度计。

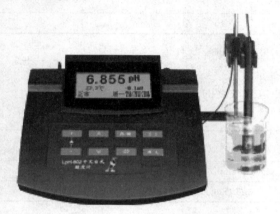

图 4-1 LpH-802 中文台式酸度计示意图

2. 通电预热 30min。

3. 按"退出"键进入主菜单，按"⌃、⌄"键将光标移到"标定"项，按"确认"键进入标定方法选择界面，按"⌃、⌄"键选择"两点标定"，按"确认"键即可按如下步骤进行标定。

(1) 将电极取出，洗净，用滤纸吸干水滴，放入标液中，按提示准备好后，选择"完成"。

(2) 根据被测定溶液，选与其比较接近的两种标液之一（25℃ 时，三种标液的理想 mV 数为：4.00pH——＋177.5mV；6.86pH——＋8.3mV；9.18pH——－129.0mV）。待显示的 mV 数稳定后，才能按"稳定"进行下一步。同时应观察稳定后的 mV 数是否与该标液的理想值相近，如差得太远，得找原因，不要急于选"稳定"。

(3) 根据提示，选另一个较接近被测 pH 的标准溶液（如 9.18）。缓慢晃动容器，待 mV 数稳定，按"稳定"进行下一步。

(4) 根据测定的精度要求，再按照屏幕"误差"提示判断"合格"或"失败"。如选择"合格"，标定的结果自动存储，3s 后显示退出，进入测量态。在"E0.S 值查询"和"参数"菜单中可查询到。如选"失败"，将退到"标定"子菜单。

(5) 标定结束，按屏幕操作，选择"完成"后，将电极取出，洗净，用滤纸吸干水滴，放入标液中便可以进行测量。

4. 将电极插入装有被测水样的烧杯中（注意不要接触杯壁或杯底），水样稳定后，即可读数。

5. 测量完毕后，取出复合电极，用蒸馏水淋洗电极，套上复合电极帽，并关闭电源。

（郑　明）

实验五　醇、酚、醚、醛和酮的化学性质

一、实验目的

1．通过观察醇、酚、醚、醛和酮的化学反应，深入体会分子结构与化学性质的关系；

2．掌握醇、酚、醚、醛和酮主要化学性质，会鉴别醇、酚、醚、醛和酮。

二、实验原理

1．醇的性质

$$(Ar)R—OH + Na \longrightarrow (Ar)R—ONa + H_2\uparrow$$

$$(Ar)R—ONa + H_2O \longrightarrow (Ar)R—OH + NaOH$$

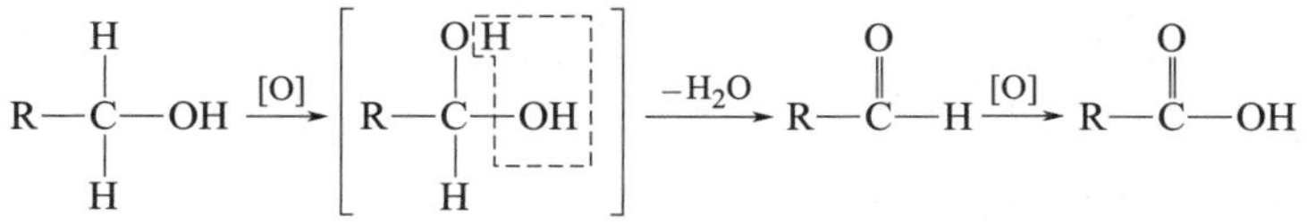

伯醇　　醛　　羧酸

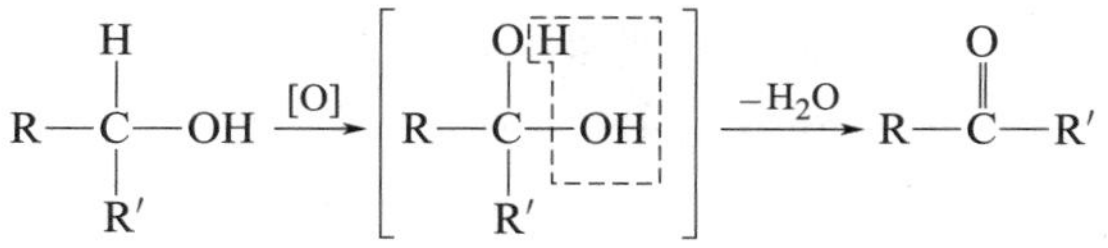

仲醇　　酮

$$(Ar)R—OH + (Ar')R'COOH \longrightarrow (Ar)R—OOCR'(Ar') + H_2O\uparrow$$

2．酚的性质

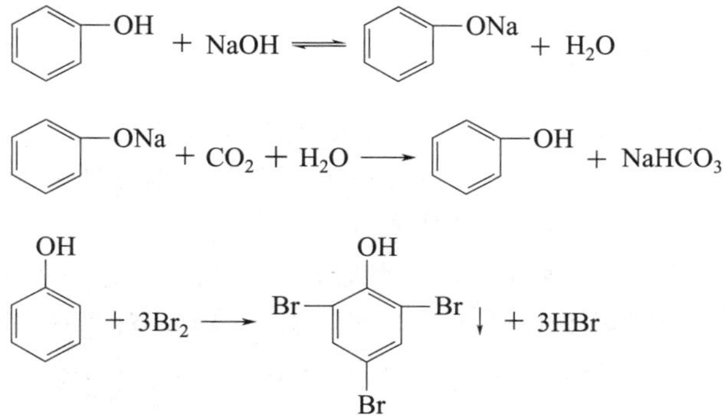

三溴苯酚
(白色沉淀)

3．醚的性质

$$R^1—O—R^2 + H_2SO_4 \longrightarrow \left[R^1—\overset{H}{O}—R^2\right]^+ + HSO_4^-$$

4．醛、酮的性质

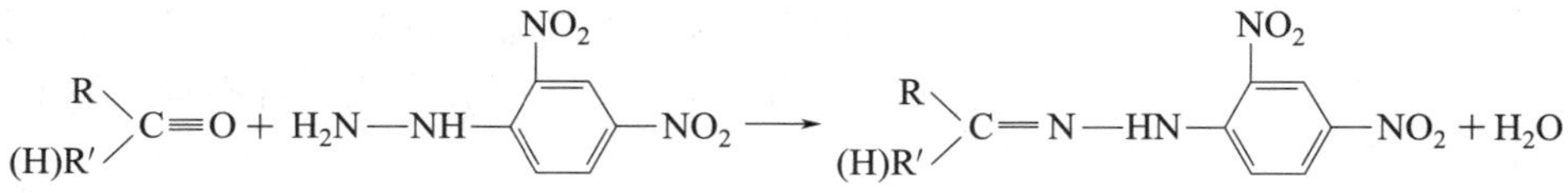

$$(Ar)RCHO + 2[Ag(NH_3)_2]OH \xrightarrow{\triangle} (Ar)RCOONH_4 + 2Ag\downarrow + 3NH_3\uparrow + H_2O$$

$$RCHO + 2Cu^{2+} + NaOH + H_2O \xrightarrow{\triangle} RCOONa + Cu_2O\downarrow + 4H^+$$

$$CH_3\overset{\text{O}}{\overset{\|}{C}}CH_3 + 2I_2 + 2NaOH \longrightarrow CH_3COONa + CHI_3\downarrow + NaI + 2H_2O$$

三、仪器与试剂

仪器：试管，试管夹，温度计，烧杯（50mL），水浴锅，滤纸，镊子，表面皿，玻璃棒，量筒（10mL）。

试剂：金属钠，异戊醇，酚酞，乙醇（95%，无水），异丙醇，叔丁醇，高锰酸钾（0.05%），H_2SO_4（3mol·L^{-1}，浓），冰醋酸，苯酚（2%，液体），邻苯二酚（1%），间苯二酚（1%），$FeCl_3$（1%），溴水（饱和），2,4-二硝基苯肼试剂，$AgNO_3$（5%），NaOH（1mol·L^{-1}，5%，10%），乙醚，乙醛，丙酮，氨水，斐林试剂A和斐林试剂B，碘溶液。

四、实验内容

1. 醇的性质

（1）醇钠的生成与水解　将两支干燥的试管编好号码，分别加入1mL无水乙醇和1mL异戊醇，再加一粒黄豆大小的用滤纸擦干的金属钠，观察反应有何差异。待金属钠全部作用后，将第1号试管内溶液的一半倾入表面皿上，使多余的乙醇完全挥发，滴2~3滴水于残留物上使其溶解，然后滴一滴酚酞指示剂观察现象。

（2）醇的氧化　取三支试管，编号后分别加入10滴95%乙醇、异丙醇和叔丁醇，然后各加入0.05%高锰酸钾溶液5滴和3mol·L^{-1} H_2SO_4 1滴，将各试管振荡后观察现象。

（3）酯化反应　在试管中分别加入2mL冰醋酸、2mL异戊醇和0.5mL浓硫酸，放入水浴中加热10min，然后将试管内的反应物倒入盛有冷水的小烧杯中，观察有何现象。用手扇闻其气味。

2. 酚的性质

（1）酚的弱酸性　取试管1支，加水1mL，再加入3滴液体苯酚，振荡后得浑浊液，然后再向其中滴加1mol·L^{-1} NaOH溶液，边加边振荡，至浑浊液变澄清，解释原因；再向其中滴加3mol·L^{-1} H_2SO_4溶液，使成酸性，观察变化。

（2）酚与$FeCl_3$作用　取试管3支，分别加入2%苯酚溶液、1%邻苯二酚溶液、1%间苯二酚溶液各1mL，再分别滴加1%$FeCl_3$溶液2滴，摇匀，观察现象。

（3）溴代反应　取2%苯酚溶液5滴，置于一小试管中，缓缓滴入饱和溴水10滴，不断振荡，观察现象。

3. 醚的性质

锌盐的形成　取2mL浓硫酸于试管中，在冰水中冷却到0℃后，在振荡下逐滴加入已冰冷好的乙醚1mL，观察现象，然后把试管内的反应液倒入盛有5mL冰水的另一试管内，同时振荡和冷却，观察现象，嗅其气味。

4. 醛、酮的性质

（1）醛、酮与2,4-二硝基苯肼溶液的反应　取2支试管，各加入1mL 2,4-二硝基苯肼试剂，然后分别加入3~4滴乙醛与丙酮，用力振荡。如无沉淀生成，可静置5~10min，必要时用玻璃棒摩擦管壁。

（2）醛与托伦试剂反应　取 1mL 5％ $AgNO_3$ 溶液置于洁净试管中，加入 1 滴 10％ NaOH 溶液，在振荡下逐滴加入氨水至生成的沉淀刚刚溶解为止（注意：氨水不宜过量），所得溶液即为托伦试剂。

将托伦试剂分置于两支干净的试管中，分别加入乙醛和丙酮 3 滴，摇匀后水浴（50～60℃）加热 1min，观察现象。

（3）醛与斐林试剂反应　取斐林试剂 A 和斐林试剂 B 各 1mL 于一试管中，混合均匀后，分置于 2 支试管中，然后分别加入乙醛和丙酮各 4 滴，摇匀后，把试管放在沸水浴中加热 3～5min，观察现象。

（4）碘仿反应　在一小试管中，滴入 2 滴丙酮，加水 10 滴，再加入 10 滴碘溶液，摇匀后，再滴加 5％NaOH 溶液至碘的颜色褪去为止。

五、实验现象与解释

实验项目		实验现象	解释（化学方程式）
1. 醇的性质	（1）醇钠的生成与水解		
	（2）醇的氧化		
	（3）酯化反应		
2. 酚的性质	（1）酚的弱酸性		
	（2）酚与 $FeCl_3$ 作用		
	（3）溴代反应		
3. 醚的性质	锌盐的形成		
4. 醛、酮的性质	（1）醛、酮与 2,4-二硝基苯肼溶液的反应		
	（2）醛与托伦试剂反应		
	（3）醛与斐林试剂反应		
	（4）碘仿反应		

六、注意事项

1. 如果醇与金属钠反应停止后，溶液中还有残余的钠，应该先用镊子将钠取出放在无水乙醇中反应，然后加水。否则，金属钠遇水反应剧烈，不但影响实验结果，而且不安全。

2. 苯酚对皮肤有很强的腐蚀性，使用时切勿与皮肤接触，碰到皮肤时，可先用水冲洗，再用酒精擦洗。

3. 酚与氯化铁的显色反应中，氯化铁的量不宜多，否则会掩盖反应产生的颜色。

4. 乙醚生成锌盐的反应是放热反应，而乙醚的沸点又很低，为了避免乙醚的挥发，要在冷却下分多次加入乙醚。

5. 进行银镜反应时应将试管洗涤干净，加入碱液时不要过量，否则会影响实验效果。另外，反应时采用水浴加热，以防生成具有爆炸性的雷酸银而发生意外。

6. 斐林试剂与醛反应，溶液颜色由蓝转绿，再变黄，进而生成砖红色的氧化亚铜，而斐林试剂在长时间加热时也会分解产生氧化亚铜沉淀，因此要注意观察。

7. 2,4-二硝基苯肼试剂配制：将 2,4-二硝基苯肼 2g 溶于 15mL 浓硫酸中，加入 150mL 95％乙醇溶液，以蒸馏水稀释至 500mL，搅匀，必要时过滤备用。

8. 斐林试剂配制：斐林试剂 A——将 34.6g 硫酸铜晶体（$CuSO_4 \cdot 5H_2O$）溶于 500mL

蒸馏水中，加入 0.5mL 浓硫酸混合均匀。斐林试剂 B——将 173g 酒石酸钾钠晶体（$KNaC_4H_4O_6 \cdot 4H_2O$）和 70g NaOH 溶于 500mL 蒸馏水中。两溶液分别保存，使用时等体积混合。

　　9. 碘溶液配制：把 25g 碘化钾溶于 100mL 蒸馏水中，再加入 12.5g 碘，搅拌使溶解。

[思考题]

　　1. 做乙醇与钠反应实验必须用无水乙醇，而做醇的氧化用 95% 的就行了，为什么？

　　2. 醇可与哪些物质反应生成酯？

　　3. 用乙醚做实验时应注意哪些问题？

　　4. 鉴别醛、酮有哪些方法？

（张思访）

实验六　葡萄糖溶液比旋光度的测定

一、实验目的

1. 了解旋光仪的构造和旋光度的测定原理；
2. 掌握旋光仪的使用方法和比旋光度的计算方法。

二、实验原理

当一束单一的平面偏振光通过手性物质时，其振动方向会发生改变，此时光的振动面旋转一定的角度，这种现象称为旋光现象。物质的这种使偏振光的振动面旋转的性质叫做旋光性，具有旋光性的物质叫做旋光性物质或旋光物质。许多天然有机物都具有旋光性。旋光物质可分为右旋物质和左旋物质，右旋物质（顺时针方向）记作"＋"，左旋物质（逆时针方向）记作"－"。

由单色光源（一般用钠光灯）发出的光，通过起偏镜（尼科尔棱镜）后，转变为平面偏振光（简称偏振光）。当偏振光通过样品管中的旋光性物质时，振动平面旋转一定角度。调节附有刻度的检偏镜（也是一个尼科尔棱镜），使偏振光通过，检偏镜所旋转的度数显示在刻度盘上，此即样品的实测旋光度 α。其旋光原理如图 6-1 所示。

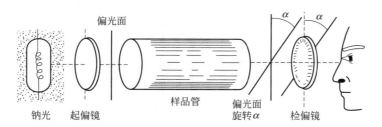

图 6-1　旋光原理

旋光度的大小除了取决于被测分子的立体结构外，还受到待测溶液的浓度、样品管的长度以及温度、所用光源的波长、所用溶剂等因素的影响，这些因素在测定结果中都要表示出来。常用比旋光度来表示物质的旋光性，比旋光度和旋光度的关系如下：

纯液体的比旋光度　　　　　　　　　　　$[\alpha]_\lambda^t = \dfrac{\alpha}{dl}$　　　　　　　　　（6-1）

溶液的比旋光度　　　　　　　　　　　　$[\alpha]_\lambda^t = \dfrac{\alpha}{cl}$　　　　　　　　　（6-2）

式中，$[\alpha]_\lambda^t$ 表示旋光性物质在温度为 t ℃、光源的波长为 λ 时的比旋光度；α 为旋光仪所测得的旋光度；l 为液层厚度，dm；d 为纯液体的密度；c 为溶液的浓度，g·mL^{-1}；t 为测定时的温度，℃；λ 为所用光源的波长，nm。例如 25℃ 用波长为 589nm 的钠灯（D 线）作光源测定某样品的比旋光度为右旋 38°，则比旋光度记作 $[\alpha]_D^{25} = +38°$。

比旋光度是旋光性物质的物理常数之一。通过测定旋光度，可以鉴定物质的纯度，测定溶液的浓度、密度和鉴别光学异构体，也可以通过式(6-2)测量溶液的浓度。

三、仪器与试剂

仪器：W22-2B 旋光仪，洗瓶，胶头滴管，滤纸，电子天平，烧杯（50mL），容量瓶（100mL）。

试剂：蒸馏水，葡萄糖固体，葡萄糖样品溶液。

四、实验内容

1. 5%葡萄糖标准溶液的配制

准确称取 5.00g 葡萄糖样品于 50mL 烧杯中，用少量水溶解后转移至 100mL 的容量瓶中配成溶液，备用。

由于葡萄糖溶液具有变旋光现象，所以待测葡萄糖溶液应该提前 24h 配好，以消除变旋光现象，否则测定过程中会出现读数不稳定的现象。

2. 预热

按照要求接通旋光仪电源，打开旋光仪电源开关，预热 5～20min，待完全发出钠黄光后方可观察使用。

3. 调零

在测定样品前，必须先用蒸馏水来调节旋光仪的零点。将装有蒸馏水试管放入样品室，盖上箱盖，待示数稳定后按清零键。试管中若有气泡，应先让气泡浮在凸颈处；通光面两端的雾状水滴，应用软布揩干。试管螺帽不宜旋得过紧，以免产生应力，影响读数。

4. 测定

将待测样品注入试管，按相同的位置和方向放入样品室内，盖好箱盖。仪器将显示出该样品的旋光度，此时指示灯 1 亮。按复测键一次，指示灯 2 点亮，表示仪器显示第一次复测结果，再次按复测键，指示灯 3 点亮，表示仪器显示第二次复测结果。按平均键，显示平均值。

按以上方法测定 5%葡萄糖标准溶液的旋光度 3 次，测定值填入表 6-1 相应位置。按照测量 5%葡萄糖标准溶液旋光度的方法，测量未知浓度葡萄糖样品溶液的旋光度，求出其浓度。

五、数据记录与处理

按表 6-1 中设计的项目进行相应处理，最终求出葡萄糖样品溶液的浓度。

表 6-1　数据记录

实验项目		1	2	3	平均值
5%葡萄糖标准溶液	旋光度				
	比旋光度				
葡萄糖样品溶液	旋光度				
	浓度				

六、注意事项

1. 葡萄糖溶液需提前一天配好，放置备用。

2. 仪器应放在空气流通和温度适宜的地方，并不宜放在低处，以免光学零部件、偏振片受潮发霉及性能衰退。

3. 试管使用后，应及时用水或蒸馏水冲洗干净，揩干收好。

4. 镜片不能用不洁或硬质布、纸去擦，以免镜片表面产生划痕等。

5. 仪器不用时，应将仪器放入箱内或用塑料罩罩上，以防灰尘侵入。

[思考题]

1. 旋光度的测定具有什么实际意义？

2. 物质的旋光度与哪些因素有关？

3. 使用旋光仪有哪些注意事项？

4. 如果测量时，试管中有大气泡，那么对测定结果有何影响？

附：WZZ-2B 旋光仪实验内容

WZZ-2B 自动旋光仪见图 6-2。

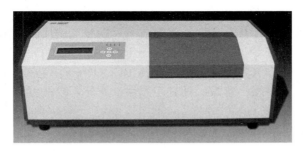

图 6-2　WZZ-2B 自动旋光仪

（1）将仪器电源插头插入 220V 交流电源 [要求使用交流电子稳压器（1kV·A）]，并将接地线可靠接地。

（2）向上打开电源开关，需经 5min 钠光灯激活后，使之发光稳定。

（3）向上打开光源开关，仪器预热 20min（若光源开关扳上后，钠光灯熄灭，则再将光源开关上下重复扳动 1 到 2 次，使钠光灯在直流下点亮，为正常）。

（4）按测量键，这时液晶屏应有数字显示（若液晶屏已有数字显示，则不需按测量键）。

（5）将装有蒸馏水或其他空白溶剂的试管放入样品室，盖上箱盖，待示数稳定后按清零键。试管中若有气泡，应先让气泡浮在凸颈处；通过面两端的雾状水滴，应用软布揩干。试管螺帽不宜旋得过紧，以免产生应力，影响读数。试管安放时应注意标记的位置和方向。

（6）取出试管。将待测样品注入试管，按相同的位置和方向放入样品室内，盖好箱盖。仪器将显示出该样品的旋光度，此时指示灯 1 亮。

（7）按复测键一次，指示灯 2 点亮，表示仪器显示第一次复测结果，再次按复测键，指示灯 3 点亮，表示仪器显示第二次复测结果。按平均键，显示平均值。

（8）如样品超过测量范围，仪器在 ±45° 处自动停止。此时取出试管，仪器即自动转回零位。此时可将试液稀释一倍再测。

（9）仪器使用完毕后，应依次关闭光源、电源开关。

（10）钠灯在直流供电系统出现故障不能使用时，仪器也可在钠灯交流供电的情况下测试，但仪器的性能可能略有降低。

（童珊珊）

实验七 羧酸、取代羧酸及油脂的性质

一、实验目的

1. 验证羧酸和取代羧酸的主要化学性质；
2. 学会草酸脱羧和酯化反应的实验操作；
3. 掌握油脂的皂化反应。

二、实验原理

1. 羧酸与取代羧酸的性质

首先，羧酸与取代羧酸都具有酸性，都能与碱及碳酸氢钠反应：

$$RCOOH + NaOH \longrightarrow RCOONa + H_2O$$

$$RCOOH + NaHCO_3 \longrightarrow RCOONa + CO_2\uparrow + H_2O$$

其次，有些羧酸（如甲酸、草酸）具有还原性。此外，羧酸可与醇反应生成酯，二元羧酸通过加热还可以发生脱羧反应：

$$HOOC—COOH \xrightarrow{\triangle} HCOOH + CO_2\uparrow$$

2. 油脂的性质

植物油脂常含有不饱和键，可与卤素发生加成反应；油脂都可以与强碱发生水解反应，生成甘油和高级脂肪酸盐。这种高级脂肪酸盐经加工成形后就是肥皂，因此人们通常把油脂在碱性溶液中的水解反应叫做皂化反应。

三、仪器与试剂

仪器：试管，试管夹，药匙，带塞导管，铁架台，铁夹，托盘天平，烧杯(50mL，200mL)，锥形瓶 (50mL)，温度计，量筒。

试剂：甲酸，醋酸，草酸，苯甲酸，NaOH 溶液($1mol \cdot L^{-1}$、40%)，碳酸钠（无水），乳酸，酒石酸，水杨酸，三氯乙酸，托伦试剂，$KMnO_4$ 溶液($0.03mol \cdot L^{-1}$)，硫酸溶液($3mol \cdot L^{-1}$，浓)，澄清石灰水，甲醇，熟猪油，植物油，乙醇(95%)，食盐水 （饱和），CCl_4，Br_2 水(3%)，广泛 pH 试纸。

四、实验内容

1. 羧酸与取代羧酸的酸性

(1) 羧酸酸性强弱 取 3 支试管，分别加入甲酸、醋酸各 5 滴，草酸少许，再各加入

1mL 蒸馏水，振荡。用广泛 pH 试纸测其近似 pH。记录并解释 3 种酸的酸性强弱。

（2）取代羧酸酸性强弱 取 3 支试管，分别加入乳酸 2 滴，酒石酸、三氯乙酸各少许，然后各加 1mL 蒸馏水，振荡，观察是否溶解？再分别用广泛试纸测其近似 pH，记录并解释 3 种酸的酸性强弱。

（3）与碱反应 取 1 支试管，加入苯甲酸晶体少许，再加蒸馏水 1mL 振荡。在苯甲酸的浑浊液中，滴加 1mol·L^{-1} 氢氧化钠溶液数滴至溶液澄清。记录现象并写出化学方程式。

（4）与碳酸盐反应 取 1 支试管，加入少量无水碳酸钠，再滴加醋酸数滴。记录现象并写出化学方程式。

2. 还原性

（1）甲酸、草酸与高锰酸钾作用 取 2 支试管，分别加入甲酸、草酸少许，再各加入 0.5mL 0.03mol·L^{-1} 高锰酸钾溶液和 0.5mL 3mol·L^{-1} H$_2$SO$_4$ 溶液，振荡后加热至沸，记录并解释发生的现象。

（2）甲酸与托伦试剂反应 取 1 支洁净的试管，加入 2～3 滴甲酸，用 1mol·L^{-1} 氢氧化钠溶液中和至碱性。然后加 1mL 新制备的托伦试剂，摇匀后放进 80℃ 的水浴中加热数分钟，观察有无银镜生成？记录并解释发生的现象。

3. 脱羧反应

取 1 支干燥的大试管，放入约 3g 草酸，用带导管的塞子塞紧，试管口向下稍倾斜固定在铁架台上。另取 1 只小烧杯加入约 20mL 澄清石灰水，将导管插入石灰水中，小心加热试管，仔细观察石灰水的变化，记录、解释发生的现象并写出化学反应式。

4. 酯化反应

在干燥的小锥形瓶中，溶解水杨酸 0.5g 于 5mL 甲醇中，加入 10 滴浓硫酸，摇匀后在水浴中温热 5min，然后将锥形瓶中的混合物倒入盛有 10mL 水的小烧杯中，再充分振荡，过几分钟后注意观察生成物的外观，并闻气味。记录、解释发生的现象并写出化学反应式。

5. 油脂的性质

（1）油脂的不饱和性 取 0.2g 熟猪油和数滴植物油放在两支小试管中，分别加 1～2mLCCl$_4$，然后再加 3％Br$_2$ 水溶液，观察现象。

（2）油脂的皂化 取 3g 熟猪油、3mL95％的乙醇和 3mL 40％的 NaOH 于一大试管中，摇匀后用沸水浴煮沸，等反应物成一相，继续加热 10min。皂化完成后，将液体倒入盛有 15～20mL 温热的饱和食盐水的烧杯中，搅拌，肥皂析出。

五、实验现象与解释

实验项目		实验现象	解释（化学反应方程式）
1. 羧酸与取代羧酸的酸性	（1）羧酸酸性强弱		
	（2）取代羧酸酸性强弱		
	（3）与碱反应		
	（4）与碳酸盐反应		
2. 还原性	（1）甲酸、草酸与高锰酸钾作用		
	（2）甲酸与托伦试剂反应		
3. 脱羧反应			
4. 酯化反应			
5. 油脂的性质	（1）油脂的不饱和性		
	（2）油脂的皂化		

六、注意事项

1. 实验过程中用到强酸和强碱，注意安全。

2. 合成酯后，可用手在烧杯上方，扇动气流进鼻孔，检验是否有酯的特殊香味，不可直接用鼻子去闻气味。

3. 甲酸与托伦试剂反应前，需先用碱中和成中性或弱碱性，然后加入托伦试剂方可成功。

4. 油脂皂化反应时，油脂和碱的比例要适当，加热时需不断搅拌。

[思考题]

1. 试从结构上分析甲酸为何具有还原性？

2. 用什么方法可以验证乙酸的酸性比碳酸强，而苯酚的酸性比碳酸弱？

3. 为什么酯化反应时，在水杨酸的甲醇溶液中要加入浓硫酸？

（童珊珊）

实验八 熔点的测定

一、实验目的

1. 了解熔点测定的原理和意义；
2. 掌握毛细管法测定熔点的操作；
3. 了解显微熔点测定仪和全自动熔点仪的使用方法。

二、实验原理

纯粹的晶体有机物，在大气压下，固态与液态成平衡状态时（共存）的温度，称为该物质的熔点，这是晶体有机物的一个十分重要的物理常数。纯净的固体有机物一般都有固定的熔点，熔程不超过 0.5～1℃。化合物温度不到熔点时以固相存在，加热，开始有少量液体出现，此后，固液两相达平衡。继续加热温度不再变化，固体熔化后，继续加热则温度直线上升。因此在接近熔点时加热速度一定要慢，每分钟温度升高不得超过 2℃。

若含有杂质则熔点下降，熔距增大。利用熔点测定可以估计被测物质的纯度。若有两种物质 A 与 B 的熔点是相同的，可用混合熔点法检查 A 和 B 是否为同一种物质，即将 A 与 B 等量混合，测定混合物的熔点。若测定 A 与 B 混合物的熔点与单独测定 A 或 B 的熔点相同，则说明 A 与 B 为同一物质；若 A 与 B 混合物的熔点低于单独测定 A 或 B 的熔点，且熔距很大，则可认为 A 与 B 是不同物质。

三、仪器与试剂

仪器：温度计，b 形管（Thiele 管），熔点毛细管，酒精灯，开口橡皮塞，乳胶管，小剪刀，玻璃棒，玻璃管（40cm），表面皿。

试剂：液体石蜡，苯甲酸（0.5g）。

四、实验内容

本次实验样品为苯甲酸、乙酰苯胺及二者混合物，每个样品至少测定 2 次。

1. 熔点测定装置

测定熔点最常用的仪器是熔点测定管（又称 b 形管或提勒管）。将熔点测定管固定在铁架台上，管口配置一个带缺口的橡皮塞，温度计插入橡皮塞，水银球位于测定管两侧管之间。在提勒管内装入浴液（本实验用液体石蜡作浴液），浴液不能装得太满，以超过提勒管上支口为宜。装好样品的毛细管用小橡胶圈固定在温度计上，样品部分应靠在温度计水银球侧面中部，加热时火焰须与熔点测定管的倾斜部分的下缘接触。装置如图 8-1 所示。

2. 样品的填装

取干燥的少许待测样品于干净的表面皿上，用玻璃棒研细后集成一堆，将毛细管的开口端垂直插入样品堆中，使样品进入毛细管后把开口端向上，从竖立于表面皿上的玻璃管口自由落下重复几次，直至样品柱高约 2～3mm 为止。样品必须均匀地落入管底，否则不易传热，影响测定结果。

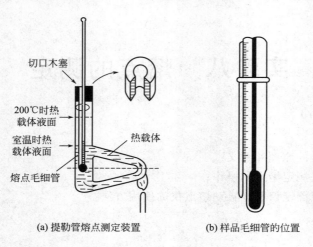

(a) 提勒管熔点测定装置　　　(b) 样品毛细管的位置

图 8-1　熔点测定实验装置

3. 熔点的测定

用酒精灯的火焰预热整个测定管，然后加热熔点管下侧管的末端。开始时温度每分钟升高 3～4℃，接近熔点时改用小火，每分钟升温 1～2℃为宜。加热的同时，要注意观察样品的变化情况，当毛细管内样品形状开始改变时，或出现小液滴时为始熔，记录此时温度，再记下固体完全消失时（全熔）的温度。始熔到全熔的温度即为熔点，两者的温度范围即熔程。

待浴液冷却至样品熔点 30℃以下，换上另一支装有样品的新毛细管。用同样方法测定样品的熔点。两次测得结果要平行，否则，需测第三次，直至两次结果平行。

4. 测定结束

样品测定完毕后，待浴液冷却近室温后，拆卸装置。将实验数据记录在表格中，分析实验数据，得出实验结果。

五、数据记录与处理

熔点测定数据记录于表 8-1。

表 8-1　苯甲酸、乙酰苯胺的熔点测定数据记录表

试　样	测定值/℃		平均值/℃	
	初熔	全熔	初熔	全熔
苯甲酸				
乙酰苯胺				
苯甲酸 ＋乙酰苯胺				

六、注意事项

1. 熔封毛细管时将毛细管的一端在酒精灯的外焰边转动边灼烧至变红而封住，封得薄而均匀。放冷后，将封口端插入水中，检验是否漏水。

2. 装填样品要迅速，防止样品潮解。

3. 样品熔点在220℃以下时，可采用液体石蜡或浓硫酸作浴液。液体石蜡比较安全，但易变黄。浓硫酸价廉，易传热，但腐蚀性强，有机化合物与其接触，硫酸的颜色会变黑，妨碍观察，故装填样品时，沾在管外的样品必须擦去。若硫酸的颜色已变黑，可加少许硝酸钠（或硝酸钾）晶体，加热后便可褪色。此外，也可用甘油、硅油等作浴液。

4. 用橡皮圈固定毛细管，要注意勿使橡皮圈触及浴液，以免浴液被污染，橡皮圈被浴液所溶胀。

5. 测定结果不平行，可能是样品不纯，或未掌握操作方法。

[思考题]

1. 什么是固体物质的熔点？固体有机物纯与不纯在熔点数据上有何不同？

2. 分析影响测定熔点准确性的因素有哪些？

3. 有两个有机物样品，均为白色粉末状晶体且所测熔点相同，如何证明二者是否为同一物质？

（童珊珊）

实验九 氨基酸的纸色谱

一、实验目的

1. 学习氨基酸纸色谱法的基本原理；
2. 掌握氨基酸纸色谱的操作技术，分析未知样品氨基酸的成分。

二、实验原理

色谱分离技术是利用被分离的混合物中各组分物理化学性质的不同，导致流动相流过固定相时各组分分布在两相中的程度不同，使各组分以不同的速度移动，从而达到分离。

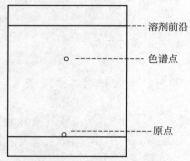

图 9-1　纸色谱图谱

纸色谱法是分离、鉴定氨基酸混合物的常用技术，可用于蛋白质的氨基酸成分的定性鉴定和定量测定。纸色谱法是用滤纸作为惰性支持物，以滤纸纤维素上吸附的水为固定相，展层用的有机溶剂为流动相的色谱方法。在色谱分析时，将样品点在距滤纸一端约 2～3cm 的某一处，该点称为原点；然后在密闭容器中溶剂沿滤纸的一个方向进行展层，这样混合氨基酸在两相中不断分配，由于分配系数不同，结果它们分布在滤纸的不同位置上。物质被分离后在纸色谱图谱上的位置可用比移值 R_f 来表示，如图 9-1。所谓 R_f，是指在纸色谱中，从原点至氨基酸停留点（又称为色谱点）中心的距离与原点至溶剂前沿的距离的比值：

$$R_f = \frac{原点到色谱斑点中心的距离}{原点到溶剂前沿的距离}$$

只要条件（如温度、展层溶剂的组成）不变，R_f 值是常数，故可根据 R_f 值作定性判断。

样品中如有多种氨基酸，其中某些氨基酸的 R_f 值相同或相近，此时如只用一种溶剂展层，就不能将它们分开。为此，当用一种溶剂展层后，将滤纸转动 90°，再用另一溶剂展层，从而达到分离目的，这种方法称为双向纸色谱法。

氨基酸无色，可利用茚三酮显色反应，将氨基酸色谱点显色作定性、定量用。

三、仪器与试剂

仪器：新华 1 号滤纸，直尺，铅笔，烧杯（100mL），色谱缸，微量注射器（10μL）或毛细管，电吹风，指套或橡皮手套。

试剂：

（1）三种氨基酸溶液及氨基酸混合液

① 甘氨酸溶液：50mg 甘氨酸溶于 5mL 水中。

② 蛋氨酸溶液：25mg 蛋氨酸溶于 5mL 水中。

③ 亮氨酸溶液：25mg 亮氨酸溶于 5mL 水中。

④ 氨基酸混合液：甘氨酸 50mg，亮氨酸 25mg，蛋氨酸 25mg 共溶于 5mL 水中。

（2）展开剂 $V[$正丁醇（A.R.）$]$：V（80％甲酸）：V（水）＝15：3：2，摇匀后放置半天以上，取上清液备用

（3）显色贮备液 V（0.4mol·L^{-1} 茚三酮-异丙醇）：V（甲酸）：V（水）＝20：1：5。

四、实验内容

1. 滤纸准备

选用新华 1 号滤纸，裁成 22cm×28cm 的长方形，用直尺和铅笔在距纸一端 2cm 处划一基线，在线上每隔 2～3cm，画一小点样的原点，共 4 个点，如图 9-2。

2. 点样

氨基酸点样量以每种氨基酸含 5～20μg 为宜，用微量注射器或毛细管，分别吸取三种标准氨基酸溶液和氨基酸混合液 10μL 进行点样，中间的点混合氨基酸，两侧点三种标准氨基酸；每个点样点重复点 5 次，每点一次用电吹风吹干后再点下次（此时，用冷风吹干，防止氨基酸变性降解），点样点的直径应控制在 2mm 左右。

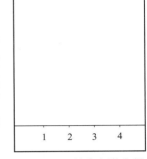

图 9-2 单向色谱点样

3. 展层

点样完毕用白线将滤纸缝成筒形，点样面向外，注意纸的两边不要接触，原点在下端，浸立在培养皿内，液层不要超过点样线（高约 1.5cm），将色谱缸密闭，不需平衡，立即展层，展层剂为酸性溶剂系统。待溶剂到达标记线后取出，冷风吹干。

4. 显色

用喷雾器将显色贮备液均匀喷在滤纸上，热风（加快反应）吹干显色。

五、数据记录与处理

1. 用铅笔将色谱轮廓和中心点描出来。

2. 测量原点至斑点中心和至溶剂前沿的距离，计算各种氨基酸色谱的 R_f 值。

3. 分析混合样品中氨基酸的组分。

六、注意事项

1. 取滤纸前，要将手洗净，这是因为手上的汗渍会污染滤纸，并尽可能少接触滤纸；如条件许可，也可戴上一次性手套拿滤纸。要将滤纸平放在洁净的滤纸上，不可放在实验台上，以防止污染。

2. 点样点的直径不能大于 0.5cm，否则分离效果不好，并且样品用量大，会造成"拖尾"现象。

3. 在滤纸的一端用点样器点上样品，点样点（原点）要高于培养皿中扩展剂液面约 1cm。由于各氨基酸在流动相（有机溶剂）和固定相（滤纸吸附的水）的分配系数不同，当扩展剂从滤纸一端向另一端展开时，对样品中各组分进行了连续的抽提，从而使混合物中的各组分分离。

[思考题]

1. 纸色谱法的原理是什么？

2. 何谓 R_f 值？影响 R_f 值的主要因素是什么？

3. 什么是"拖尾"现象？氨基酸纸色谱为什么会出现拖尾现象？

（王有龙）

实验十　胺、酰胺和糖的性质

一、实验目的

1. 验证胺、酰胺和糖的化学性质，进一步加深理解这些化合物的性质与结构的关系；
2. 掌握胺、酰胺和糖的简单鉴定方法。

二、实验原理

1. 胺的性质

$$RNH_2 + HCl \longrightarrow RNH_2 \cdot HCl \ (RN^+H_3Cl^-)$$

$$R_3N + HNO_2 \longrightarrow R_3\overset{+}{N}HNO_2^- \xrightarrow{NaOH} R_3N + NaNO_2 + H_2O$$

2. 酰胺的性质

3. 糖的性质

$$单糖 \xrightarrow{托伦试剂} Ag（银镜）+复杂氧化物$$

$$单糖 \xrightarrow[或斐林试剂]{班氏试剂} Cu_2O + 复杂氧化物$$

三、仪器与试剂

仪器：量筒，试管，酒精灯，三脚架，石棉网，烧杯，温度计、点滴板。

试剂：苯胺，盐酸（10％，浓），氢氧化钠溶液（2.5mol·L^{-1}，10％），溴水（饱和），蒸馏水，N-甲基苯胺，N,N-二甲基苯胺，碘化钾淀粉试纸，亚硝酸钠溶液（0.3mol·L^{-1}），乙酰胺，尿素，硫酸铜溶液（0.05mol·L^{-1}），葡萄糖溶液（0.1mol·L^{-1}），果糖溶液（0.1mol·L^{-1}），蔗糖溶液（0.05mol·L^{-1}），麦芽糖溶液（0.05mol·L^{-1}），淀粉溶液（20g·L^{-1}），碘试剂，碳酸钠溶液（1mol·L^{-1}），斐林试剂A和斐林试剂B，班氏试剂，托伦试剂，红色石蕊试纸。

四、实验内容

（一）胺的性质

1. 胺的碱性

在一支盛有2mL蒸馏水的试管中，加入5～6滴苯胺，用力振荡，观察苯胺是否溶于水，然后滴加10％盐酸，边加边振荡，观察苯胺是否溶解，再往其中滴加10％氢氧化钠溶液，观察又有何现象并解释。

2. 与溴反应

取一支试管，加1滴苯胺和2mL蒸馏水，振荡使其全部溶解后，再滴加饱和溴水，观察现象并解释。

3. 胺与亚硝酸的反应

取3支大试管，编号。分别加入苯胺、N-甲基苯胺和N,N-二甲基苯胺各5滴，然后各加入1mL浓盐酸和2mL水。另取3支试管，各加入0.3mol·L^{-1}亚硝酸钠溶液和2mL水，振荡使其溶解。并把所有试管放在冰浴中冷却到0℃。

1号试管：往其中慢慢滴加0.3mol·L^{-1}亚硝酸钠溶液，不断振荡，直到取出反应液1滴，滴在碘化钾淀粉试纸上，出现蓝色，停止加亚硝酸钠。然后将其放入约50℃的水浴中，观察现象并解释。

2号试管：往其中慢慢滴加0.3mol·L^{-1}亚硝酸钠溶液，直到有黄色固体或黄色油状物析出，加碱到碱性而不变色，解释现象。

3号试管：往其中慢慢滴加0.3mol·L^{-1}亚硝酸钠溶液，直到有黄色固体生成，加碱到碱性，固体变绿色。观察并解释所看到的现象。

（二）酰胺的性质

1. 乙酰胺的水解

取一支试管，加入少量乙酰胺和2mL10％氢氧化钠溶液，混合后加热至沸。在试管口放一条湿的红色石蕊试纸，观察煮沸过程中石蕊试纸颜色变化以及注意放出的气体的气味，并解释。

2. 尿素的水解

取一支试管，加入少量尿素和1mL蒸馏水，振荡使其溶解，再加2mL2.5mol·L^{-1}氢氧化钠溶液，加热，在试管口放一条湿的红色石蕊试纸，观察加热时溶液的变化和石蕊试纸颜色的变化并解释。

3. 二缩脲反应

取一支干燥的试管，加少量尿素，加热熔化，再继续加热使其凝成固体，冷却后加入

2mL 蒸馏水、2mL 10％氢氧化钠溶液，再加一滴 0.05mol·L^{-1}硫酸铜溶液，摇匀后观察现象并解释。

（三）糖的性质

1. 糖的还原性

（1）与斐林试剂的反应　取斐林试剂 A 和斐林试剂 B 各 2.5mL 混合均匀后，分装于 4 支试管中，编号。再分别滴入 0.1mol·L^{-1}葡萄糖溶液、0.1mol·L^{-1}果糖溶液、0.05mol·L^{-1}蔗糖溶液、0.05mol·L^{-1}麦芽糖溶液各 5 滴，摇匀，放在水浴中加热 2～3min，记录并解释发生的现象。

（2）与班氏试剂的反应　取 4 支试管，编号。各加班氏试剂 1mL，再分别加入上述的各种糖溶液中加热 2～3min。记录并解释发生的现象。

（3）与托伦试剂的反应　取托伦试剂约 10mL，均分于 4 支干净的试管中，编号。再分别加入上述的各种糖溶液 5 滴，摇匀，将试管放在 60℃的热水浴中加热数分钟。记录并解释发生的现象。

2. 淀粉与碘的反应

取 1 支试管，加入 20g·L^{-1}淀粉溶液 1 滴、4mL 蒸馏水和 1 滴碘试剂，观察颜色的变化。将此溶液加热至沸，然后再冷却，观察颜色的变化。记录并解释发生的现象。

3. 淀粉的水解

在试管中各加入 20g·L^{-1}淀粉溶液 2mL 和 3 滴浓盐酸，摇匀后放入沸水浴中加热。加热过程中每间隔 5min 取出 2 滴于点滴板上，用碘试剂检验是否变化，直至淀粉全部水解。用 1mol·L^{-1}碳酸钠溶液中和水解后的溶液至弱碱性（加到没有气泡发生为止，或用石蕊试纸检查），然后加入班氏试剂 1mL，摇匀，再放入沸水中加热 2～3min。记录并解释发生的现象。

五、实验现象与解释

实验项目		实验现象	解释（化学方程式）
（一）胺的性质	1. 胺的碱性		
	2. 与溴反应		
	3. 胺与亚硝酸的反应		
（二）酰胺的性质	1. 乙酰胺的水解		
	2. 尿素的水解		
	3. 二缩脲反应		
（三）糖的性质	1. 糖的还原性　糖与斐林试剂的反应		
	糖与班氏试剂的反应		
	糖与托伦试剂的反应		
	2. 淀粉与碘的反应		
	3. 淀粉的水解		

六、注意事项

1. 银镜反应的成败关键在于所用的仪器是否洁净。

2. 配制银氨溶液时，应防止加入过量的氨水（否则有可能生成叠氮化银、亚氨基银、氮化银等易爆物质）。银氨溶液必须现配现用，不可久置。

　　3. 实验完毕，试管内的银氨溶液要及时处理，先加入少量盐酸，倒去混合液后，再用少量稀硝酸洗去银镜，并用水洗净，防止生成易爆物质，造成危险。

[思考题]

　　1. 如何区别还原糖和非还原糖？

　　2. 比较苯胺和苯酚性质的异同。

　　3. 在糖的还原性实验中，蔗糖与班氏试剂长时间加热，有时可以看到砖红色沉淀。

（童珊珊）

实验十一　　乙酰水杨酸的合成及提纯

一、实验目的

1. 学习利用酰化反应制备乙酰水杨酸的原理和方法。
2. 掌握重结晶、减压过滤、洗涤、干燥、熔点测定等基本实验操作。

二、实验原理

乙酰水杨酸即阿司匹林，可通过水杨酸与乙酸酐反应制得。

主反应

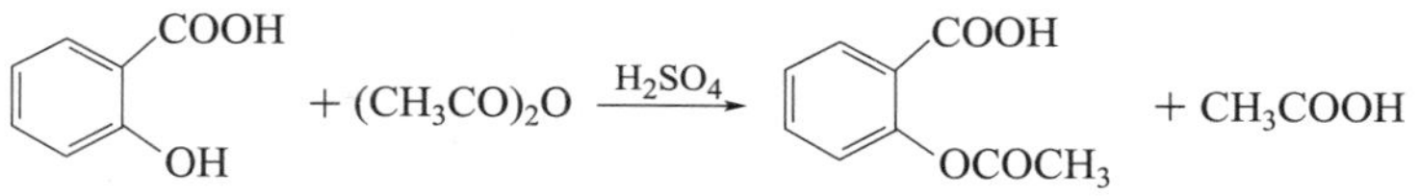

副反应

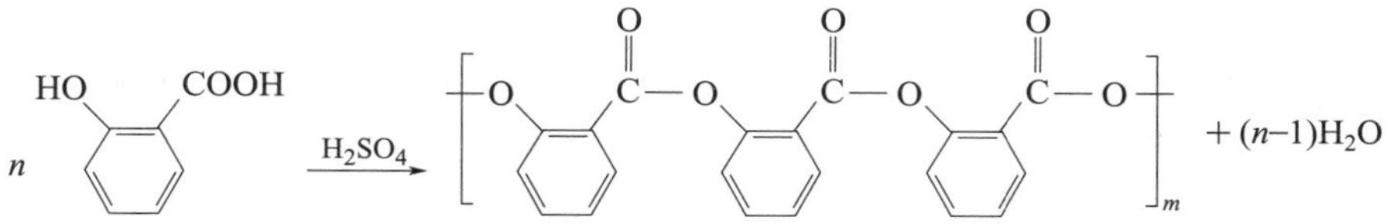

在生成乙酰水杨酸的同时，水杨酸分子之间也可以发生缩合反应，生成少量的聚合物。乙酰水杨酸能与碳酸钠反应生成水溶性盐，而副产物聚合物不溶于碳酸钠溶液，利用这种性质上的差异，可把聚合物从乙酰水杨酸中除去。

粗产品中还有杂质水杨酸，这是由于乙酰化反应不完全或由于在分离步骤中发生水解造成的。它可以在各步提纯过程和产物的重结晶过程中被除去。与大多数酚类化合物一样，水杨酸可与氯化铁形成深色配合物，而乙酰水杨酸因酚羟基已被酰化，不与氯化铁显色，因此，产品中残余的水杨酸很容易被检验出来。

三、仪器与试剂

仪器：锥形瓶（150mL），量筒（10mL，100mL），玻璃棒，水浴锅，温度计，布氏漏斗，抽滤瓶，水泵或真空泵，烧杯（150mL），滤纸，刮刀，托盘天平，表面皿，小漏斗。

试剂：水杨酸（C.P.），醋酸酐（C.P.），硫酸（浓），盐酸（浓），活性炭，乙酸乙酯，乙醇（无水），$FeCl_3$（0.1%），碳酸钠溶液（饱和）。

四、实验内容

1. 酰化

称 6.3g（0.045mol）水杨酸和 9mL（约 9.5g，0.09mol）醋酸酐放于 150mL 干燥的锥形瓶中，滴加 4~5 滴浓硫酸，轻轻振摇（注意勿将固体沾到瓶壁上），至水杨酸溶解，然后水浴（50~60℃）加热约 20min 后，冷却至室温，待结晶析出后，加纯化水 90mL，用玻璃棒轻轻搅拌，继续冷却至结晶析出完全。

2. 抽滤

将布氏漏斗安装在抽滤瓶上，先用少量纯化水润湿滤纸，再开减压泵将滤纸抽紧，将上述结晶溶液慢慢倒入漏斗，附在瓶壁上的晶体用少量纯化水冲洗导入布氏漏斗，抽滤，得到固体，再用少量蒸馏水快速洗涤 2～3 次，用刮刀或玻璃塞压结晶，抽干得到乙酰水杨酸粗品。

取极少量粗品，溶解于数滴无水乙醇中，加入 0.1% $FeCl_3$ 溶液 1～2 滴。观察颜色变化。

3. 提纯

将粗产品转移到 150mL 烧杯中，在搅拌下慢慢加入 50mL 饱和碳酸钠溶液，加完后继续搅拌几分钟，直到无二氧化碳气体产生为止（如有颜色，用少量活性炭脱色）。抽滤并用 5～10mL 水冲洗漏斗后，弃掉滤渣，合并滤液，倒入预先盛有 10mL 浓盐酸和 20mL 水配成溶液的烧杯中，搅拌均匀，即有乙酰水杨酸沉淀析出。用冰水冷却，使沉淀完全。减压过滤，用冷水洗涤 2 次，抽干水分。将晶体置于表面皿上，蒸汽浴干燥，得乙酰水杨酸产品。称重并计算收率；测熔点。

取极少量结晶，溶解于数滴无水乙醇中，加入 0.1% $FeCl_3$ 溶液 1～2 滴。观察颜色变化。

4. 精制

为了得到更纯的产品，可将上述晶体的一半溶于少量（5mL）乙酸乙酯中，溶解时应在水浴上小心加热，如有不溶物出现，可用预热过的小漏斗趁热过滤。将滤液冷至室温，即可析出晶体。如不析出晶体，可在水浴上稍加热浓缩，然后将溶液置于冰水中冷却，并用玻璃棒摩擦瓶壁，结晶后，抽滤析出的晶体，干燥后再测熔点。

五、数据记录与处理

实验项目	试剂及实验条件	实验现象	产品收率	熔　点
酰化并抽滤				
提纯				
精制				

六、注意事项

1. 乙酰化反应所用仪器、量具必须干燥，水浴加热时应避免水蒸气进入锥形瓶内；注意加样顺序，切记不可先加水杨酸和浓硫酸，否则水杨酸就会被氧化。

2. 乙酰化反应温度不宜过高，否则将增加副产物（乙酰水杨酸酯、乙酰水杨酸酐等）的生成。

3. 本实验的几次结晶都比较困难，要有耐心。在冰水冷却下，用玻璃棒充分摩擦器皿壁，才能结晶出来。

4. 提纯和精制时，可用微型玻璃漏斗过滤，以避免用大漏斗黏附的损失；由于产品微溶于水，所以水洗时，要用少量冷水洗涤，用水不能太多。

5. 乙酰水杨酸的熔点：135～138℃，测定熔点时应将传热液加热至 130℃ 后，立即放入样品，快速测定，防止其受热分解，熔点下降。

[思考题]

1. 酯化反应中，仪器不干燥会产生哪些副产物？

2. 导致该实验中产率偏低的原因有哪些？

3. 本实验为什么不能在回流下长时间反应？

4. 当结晶困难时，可用玻璃棒在器皿壁上充分摩擦，即可析出晶体。试述其原理。除此之外，还有什么方法可以让其快速结晶？

5. 如何检验产品是乙酰水杨酸？

6. 浓硫酸在实验中的作用是什么？

（张思访）

实验十二　从茶叶中提取咖啡因

一、实验目的

1. 学习从茶叶中提取咖啡因的基本原理和方法，了解咖啡因的一般性质；
2. 掌握用索氏提取器提取有机物的原理和方法；
3. 进一步熟悉萃取、蒸馏、升华等基本操作。

二、实验原理

咖啡因又叫咖啡碱，是一种生物碱，存在于茶叶、咖啡、可可等植物中。茶叶中含有 1%～5% 的咖啡因，同时还含有单宁酸、色素、纤维素等物质。

咖啡因是弱碱性化合物，可溶于氯仿、丙醇、乙醇和热水中，难溶于乙醚和苯（冷）。纯品熔点 235～236℃，含结晶水的咖啡因为无色针状晶体，在 100℃ 时失去结晶水，并开始升华，120℃ 时显著升华，178℃ 时迅速升华。利用这一性质可纯化咖啡因。咖啡因的结构式为：

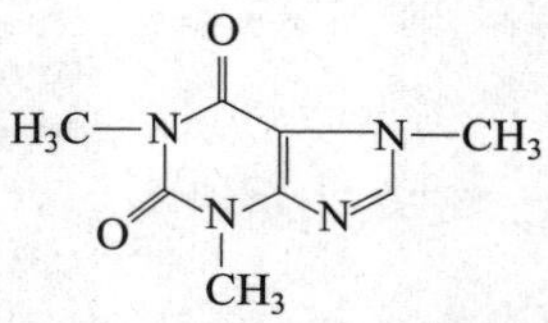

咖啡因(1,3,7-三甲基-2,6-二氧嘌呤)

咖啡因是一种温和的兴奋剂，具有刺激心脏、兴奋中枢神经和利尿等作用。提取咖啡因的方法有碱液提取法和索氏提取器提取法。本实验以乙醇为溶剂，用索氏提取器提取，再经浓缩、中和、升华，得到含结晶水的咖啡因。

三、仪器与试剂

仪器：索氏提取器，托盘天平，量筒，烧杯（200mL），三脚架，石棉网，球形冷凝管，圆底烧瓶（150mL），水冷凝管，锥形瓶，蒸发皿，玻璃漏斗，滤纸，滤纸筒，脱脂棉，电热套，温度计（100℃），酒精灯，刮刀，沙浴，小匙。

试剂：茶叶末，乙醇（95%），生石灰，沸石。

四、实验内容

1. 提取

称取 10g 茶叶末装入滤纸筒中，再将滤纸筒装入索氏提取器中。在 150mL 圆底烧瓶中加入一两粒沸石，装上索式提取器，倒入 100mL 95% 乙醇。如图 12-1。安装好球形冷凝管和电热套，打开电源加热回流 2～3h。当提取器中的提取液颜色变得很浅，并完成了最后一次虹吸之后，停止加热，移去电热套，冷却提取液。

将索氏提取器改成普通蒸馏装置，回收乙醇，得到浓缩液。

2. 纯化

将蒸馏瓶中的浓缩液倒入蒸发皿中（蒸馏瓶壁附着的提取物可用少量回收的热乙醇洗涤，一并倒入蒸发皿中），加 4g 生石灰（CaO），以除去部分杂质，置水浴上慢慢受热蒸干。最后将蒸发皿移至酒精灯上小火焙烧，期间要不断搅拌捣碎块状物，小心焙炒（防止过热使咖啡因升华），除尽水分。稍冷却后，用滤纸擦去沾在蒸发皿边上的粉末。取一只与蒸发皿大小一致的玻璃漏斗，漏斗颈部塞一团疏松的脱脂棉，将其罩在铺有滤纸的蒸发皿上（滤纸的直径应大于蒸发皿，其被玻璃漏斗罩住的部分须扎满小孔），用沙浴小心加热升华，见图 12-2。

注意整个升华过程始终用小火加热，否则会将提取物炭化，导致产品不纯。当漏斗内出现白色烟雾，滤纸上出现白色毛状结晶时，停止加

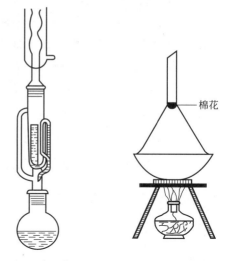

图 12-1　索氏提取器　　图 12-2　升华装置

热，冷却，用小匙收集滤纸上及漏斗内壁的咖啡因。残渣经搅拌后用较高温度再加热片刻，使升华完全，合并两次收集的咖啡因。称重，测定其熔点。

五、数据记录与处理

实验项目	试剂及实验条件	实验现象	产品收率	熔　　点
提取			—	—
纯化				

六、注意事项

1. 滤纸筒的直径要略小于抽提筒的内径，其高度一般要超过虹吸管，但是样品不得高于虹吸管。如无现成的滤纸筒，可自行制作。其方法为：取脱脂滤纸一张，卷成圆筒状（其直径略小于抽提筒内径），底部折起而封闭（必要时可用线扎紧），装入样品，上口盖脱脂棉，以保证回流液均匀地浸透被萃取物。

2. 提取过程中，生石灰起中和除杂质及吸水作用（如：将单宁及没食子酸转为盐除去）。

3. 索氏提取器的虹吸管极易折断，装置和取拿时必须特别小心。

4. 浓缩液在蒸发皿中必须蒸干水分再升华，否则升华开始时，将产生一些烟雾，污染器皿和产品。

5. 蒸发皿上覆盖刺有小孔的滤纸是为了避免已升华的咖啡因回落入蒸发皿中，纸上的小孔应保证蒸气通过。漏斗颈塞棉花，为防止咖啡因蒸气逸出。

6. 在升华和再升华过程中必须始终严格控制加热温度，温度太高，将导致被烘物和滤纸炭化，一些有色物质也会被带出来，影响产品的质量。

[思考题]

1. 提取咖啡因时用到的生石灰起什么作用？

2. 为什么采用升华可以得到较纯的咖啡因?

3. 索氏提取器的萃取原理是什么? 它和一般的浸泡萃取比较, 有什么优点?

4. 升华过程中, 为什么必须严格控制温度?

(张思访)

实验十三 药用 NaOH 的含量测定
（双指示剂法）

一、实验目的

1. 掌握双指示剂法测定 NaOH 和 Na_2CO_3 混合物中个别组分含量的原理和方法；
2. 练习移液管和容量瓶的使用；
3. 熟练掌握酸式滴定管的滴定操作和滴定终点的判定；
4. 巩固递减法称取固体物质的操作。

二、实验原理

NaOH 易吸收空气中的 CO_2 使一部分 NaOH 变成 Na_2CO_3，即形成 NaOH 和 Na_2CO_3 的混合物。要测定同一试样中各组分的含量，可用 HCl 标准溶液滴定，根据滴定过程中 pH 变化的情况来求得各组分的含量，pH 变化的情况可根据指示剂的变色来判断。如果选酚酞做指示剂，反应达到终点时，溶液中剩余 $NaHCO_3$，此时用去 HCl 的总体积 V_1 为 NaOH 生成 NaCl 以及 Na_2CO_3 生成 $NaHCO_3$ 共同消耗的盐酸总量，不能求出 NaOH 的含量，这时应选择第二种指示剂，继续用盐酸滴定直到终点，终点时生成的物质是 NaCl、H_2O、CO_2，可以选择甲基橙为指示剂，甲基橙的变色范围是 $3.1 \sim 4.4$，而 HCl 滴定 $NaHCO_3$ 的化学计量点为 $3.8 \sim 3.9$。选用两种不同的指示剂分别指示第一、第二化学计量点的到达，常称为"双指示剂法"，此法简便快速。

$$NaOH + HCl \Longrightarrow NaCl + H_2O（酚酞）$$
$$Na_2CO_3 + HCl \Longrightarrow NaCl + NaHCO_3（酚酞）$$
$$共消耗盐酸体积 V_{HCl} = V_1$$
$$NaHCO_3 + HCl \Longrightarrow NaCl + H_2O + CO_2 \uparrow（甲基橙）$$
$$消耗盐酸体积 V_{HCl} = V_2$$

首先在溶液中加入酚酞指示剂，此时溶液呈红色，用 HCl 标准溶液滴定，滴定终点由红色变为无色，则试液中 NaOH 全部被 HCl 中和，而 Na_2CO_3 只被中和了一半，生成 $NaHCO_3$，这时消耗 HCl 体积为 V_1，在此溶液中再加入甲基橙指示剂，继续滴定至黄色变橙色，此时消耗的 HCl 体积为 V_2，$NaHCO_3$ 进一步被中和为 CO_2，完全中和 Na_2CO_3 所需的盐酸是由两次滴定加入的，两次用量应相等，则 Na_2CO_3 消耗 HCl 的体积为 $2V_2$，从而可以求出 Na_2CO_3 的含量，而中和 NaOH 所消耗的 HCl 量为 $V_1 - V_2$，就可以求出 NaOH 的含量，总碱量所消耗的 HCl 体积为 $V_1 + V_2$。

三、仪器与试剂

仪器：分析天平，酸式滴定管，锥形瓶（250mL），移液管（25mL），量筒（50mL）烧杯，容量瓶（100mL）。

试剂：HCl 溶液（$0.1mol \cdot L^{-1}$），酚酞指示剂，甲基橙指示剂，药用氢氧化钠。

四、实验内容

1. 溶液配制

用递减法在分析天平上迅速准确地称量 0.35～0.45g 药用 NaOH，加少量蒸馏水溶解后，定量转移至 100mL 容量瓶中，加水稀释至刻度，摇匀。

2. 滴定

用移液管准确移取 25.00mL 样品溶液于 250mL 锥形瓶中，加 25mL 蒸馏水及 2 滴酚酞指示剂，以 HCl 溶液（0.1mol·L⁻¹）滴至酚酞的红色消失为止，不易判断，要仔细观察，记下所用 HCl 溶液体积（V_1）。再加入 2 滴甲基橙指示剂，继续用 HCl 溶液（0.1mol·L⁻¹）滴定，由于样品中所含 Na₂CO₃ 较少，所需盐酸量少，滴定时要小心，直到颜色由黄色变为橙色，快到终点时要充分摇动，防止形成 CO₂ 的过饱和溶液，使终点提前，记下所用 HCl 溶液体积（V_2）。平行测定三份。

五、数据记录与处理

1. 根据前后消耗 HCl 溶液（0.1mol·L⁻¹）的体积，计算供试品中的 NaOH 质量分数。

$$w_{NaOH} = \frac{c_{HCl} \times (V_1 - V_2) \times \dfrac{M_{NaOH}}{1000}}{m_s \times \dfrac{25}{100}} \times 100\%$$

式中　M_{NaOH}——NaOH 的摩尔质量，g·mol⁻¹；

　　　m_s——样品质量，g。

2. 根据加甲基橙指示剂后消耗 HCl 溶液（0.1mol·L⁻¹）的体积，计算供试品中 Na₂CO₃ 的质量分数。

$$w_{Na_2CO_3} = \frac{c_{HCl} \times 2V_2 \times \dfrac{M_{Na_2CO_3}}{2000}}{m_s \times \dfrac{25}{100}} \times 100\%$$

3. 数据记录及结果

实验项目	1	2	3
药用 NaOH 的质量/g			
滴定前盐酸溶液液面读数/mL			
第一次滴定后盐酸溶液液面读数/mL			
第二次滴定消耗盐酸溶液的体积/mL			
$w_{NaOH}/\%$			
$\bar{w}_{NaOH}/\%$			
$R\bar{d}$（相对平均偏差）			
$w_{Na_2CO_3}/\%$			
$\bar{w}_{Na_2CO_3}/\%$			
$R\bar{d}$（相对平均偏差）			

六、注意事项

1. 样品溶液含有大量 OH^-，滴定前不应久置空气中，否则容易吸收 CO_2 使 NaOH 的量减少，而 Na_2CO_3 的量增多。

2. 本实验以酚酞为指示剂时，终点颜色为无色（红色褪去），不易判断，要细心观察。

3. 近终点时，要充分旋摇，以防止形成 CO_2 的过饱和溶液使终点提前。

[思考题]

1. 混合碱试液为什么须用煮沸赶去 CO_2 后冷却的蒸馏水稀释？

2. 如果样品是 Na_2CO_3 和 $NaHCO_3$，应如何测定？

3. 为什么移液管必须要用所移取溶液润洗，而锥形瓶则不准用所装溶液润洗？

（王有龙）

实验十四 KMnO₄ 滴定法测定 H₂O₂ 含量

一、实验目的

1. 了解 H_2O_2 的性质和液体样品的取样方法；
2. 熟悉有色溶液的滴定管读数方法；
3. 掌握 $KMnO_4$ 法测定 H_2O_2 含量的原理和滴定方法。

二、实验原理

H_2O_2 既可作为氧化剂又可作为还原剂，具有杀菌、消毒、漂白等作用，在工业、生物、医药等行业有广泛作用，常需要测定它的含量。

H_2O_2 在酸性介质中遇 $KMnO_4$ 时，可发生下列反应：

$$2MnO_4^- + 5H_2O_2 + 6H^+ \Longrightarrow 2Mn^{2+} + 5O_2\uparrow + 8H_2O$$

开始反应速率慢，滴入第一滴溶液不容易褪色，待 Mn^{2+} 生成后，由于 Mn^{2+} 的催化作用，加快了反应速率，故能顺利地滴定到呈现稳定的微红色即为终点。计量点后稍过量的 $KMnO_4$ 溶液呈微红色（$10^{-5}\,mol\cdot L^{-1}$）指示滴定终点。

根据 H_2O_2 摩尔质量和 c_{KMnO_4} 以及滴定中消耗 $KMnO_4$ 的体积计算 H_2O_2 的含量。

如 H_2O_2 试样系工业产品，用上述方法测定误差较大，因产品中常加入少量乙酰苯胺等有机物作稳定剂，此类有机物也能消耗 $KMnO_4$。遇此情况应采用碘量法等方法测定，利用 H_2O_2 和 KI 作用，析出 I_2，然后用 $S_2O_3^{2-}$ 溶液滴定。反应式为：

$$H_2O_2 + 2I^- \Longrightarrow I_2 + 2OH^-$$
$$I_2 + 2S_2O_3^{2-} \Longrightarrow S_4O_6^{2-} + 2I^-$$

三、仪器与试剂

仪器：酸式滴定管（50mL），锥形瓶（250mL），吸量管，量筒（10mL，50mL），容量瓶（100mL）。

试剂：$KMnO_4$ 标准溶液（$0.02\,mol\cdot L^{-1}$），市售 H_2O_2（3%），H_2SO_4（$3.0\,mol\cdot L^{-1}$）。

四、实验内容

1. 用吸量管吸取 3% H_2O_2 6mL 于 100mL 容量瓶内，加蒸馏水稀释至刻度，充分摇动，混合均匀，即得稀释好的待测 H_2O_2 水溶液。

2. 用干净的吸量管精密量取上述已稀释的 H_2O_2 水溶液 20mL，置 250mL 锥形瓶中，加 $3.0\,mol\cdot L^{-1}$ H_2SO_4 4mL，用 $0.02\,mol\cdot L^{-1}$ $KMnO_4$ 标准溶液滴定至溶液呈微红色且在 30s 内不褪色即为滴定终点，记下 $KMnO_4$ 标准溶液消耗的体积。平行测定三份。

五、数据记录与处理

1. 计算 H_2O_2 含量（以质量浓度 $\rho_{H_2O_2}$ 表示）公式：

$$\rho_{H_2O_2} = \frac{\left(c_{KMnO_4} V_{KMnO_4} \times \frac{5}{2} \right) M_{H_2O_2} \times \frac{100}{20}}{6 \times 1000}$$

式中　c_{KMnO_4}——KMnO₄ 滴定液的浓度，mol·L⁻¹；

$M_{H_2O_2}$——H₂O₂ 的摩尔质量，g·mol⁻¹；

V_{KMnO_4}——滴定时所消耗的 KMnO₄ 滴定液体积，mL；

$\rho_{H_2O_2}$——样品中 H₂O₂ 的质量浓度，g·mL⁻¹。

2. 数据记录及结果

实　验　项　目	1	2	3
c_{KMnO_4}/mol·L⁻¹			
H₂O₂ 体积/mL			
V_{KMnO_4} 终读数/mL			
V_{KMnO_4} 初读数/mL			
V_{KMnO_4}/mL			
$\rho_{H_2O_2}$/g·mL⁻¹			
$\bar{\rho}_{H_2O_2}$/g·mL⁻¹			
$R\bar{d}$（相对平均偏差）			

六、注意事项

1. KMnO₄ 滴定 H₂O₂ 的反应在室温下速率较慢，由于 H₂O₂ 不稳定，不能加热。生成的 Mn²⁺ 对反应有催化作用。滴定时，当第 1 滴 KMnO₄ 颜色褪去生成 Mn²⁺ 后再滴加第 2 滴，由于 Mn²⁺ 的催化作用，加快了反应速率，故能顺利地滴至终点。

2. 过氧化氢溶液具有较强的腐蚀性，防止溅洒在皮肤和衣物上。

3. KMnO₄ 溶液颜色较深，液面的弯月面下面不易看出，读数时应以液面的上沿最高线为准。

[思考题]

1. 过氧化氢有哪些性质和用途？

2. 配制高锰酸钾标准溶液和测定过氧化氢时，为什么必须在硫酸介质中进行？能否用硝酸、盐酸和醋酸控制酸度？为什么？

3. 用 KMnO₄ 法测定 H₂O₂ 时，能否通过加热提高反应速率？

（张思访）

实验十五　水的总硬度及 Ca^{2+}、Mg^{2+} 含量的测定

一、实验目的

1. 了解水的硬度的测定意义和常用的硬度表示方法；
2. 掌握配位滴定法测定水的总硬度的原理和方法；
3. 理解酸度条件、干扰离子对配位滴定的影响；
4. 进一步了解金属指示剂的变色原理和控制酸度的重要作用。

二、实验原理

含有钙、镁盐类的水称为硬水，水的硬度是将水中的 Ca^{2+}、Mg^{2+} 均折合为 CaO 或 $CaCO_3$ 的量来计算。目前我国采用两种方法表示水的硬度：一种以德国度（°）计，1°表示 1L 水中含 CaO 的量为 10mg；另一种是 1L 水中含 $CaCO_3$ 的质量，单位为 $mg \cdot L^{-1}$。通常用德国度来表示水的总硬度。

水中钙、镁离子的含量可以用 EDTA 配位滴定法测定。由配位滴定的原理及 EDTA 与 Ca^{2+}、Mg^{2+} 的配位滴定的条件稳定常数可知：取一份水样，在 pH＝10 时，以铬黑 T 为指示剂，可用 EDTA 滴定液直接测定水样中的 Ca^{2+} 和 Mg^{2+}，用 EDTA 滴定液滴定至溶液由酒红色变为蓝绿色，即为终点。这样可求得水样中 Ca^{2+} 和 Mg^{2+} 的总量或水的硬度。另取一份水样，加入 NaOH 调节试液的 pH＝12～13，此时 Mg^{2+} 形成 $Mg(OH)_2$ 沉淀而不再与 EDTA 滴定液反应；此时加入钙指示剂，用 EDTA 滴定液直接滴定 Ca^{2+} 至由红变蓝，即为终点。Mg^{2+} 因为生成沉淀被掩蔽起来而不干扰测定 Ca^{2+}，由此可求得水样中 Ca^{2+} 的含量，由 Ca^{2+} 和 Mg^{2+} 的总量减去 Ca^{2+} 的含量，则可求出 Mg^{2+} 的含量。

当 pH＝12 时：

$$Mg^{2+} + 2OH^- \Longrightarrow Mg(OH)_2 \downarrow$$
$$Ca^{2+} + Y^{4-} \Longrightarrow CaY^{2-}$$

而 pH＝10 时：

$$Ca^{2+} + HY^{3-} \Longrightarrow CaY^{2-} + H^+$$
$$Mg^{2+} + HY^{3-} \Longrightarrow MgY^{2-} + H^+$$

滴定时，Fe^{3+}、Al^{3+} 等干扰离子可用三乙醇胺（酒石酸钾钠）予以掩蔽；Cu^{2+}、Pb^{2+}、Zn^{2+} 等重金属干扰离子可在碱性介质中用 KCN、Na_2S 或巯基乙酸来掩蔽，其他重金属离子可用铜试剂（DDTC）等予以掩蔽。

三、仪器与试剂

仪器：移液管，锥形瓶(250mL，3 只)，酸式滴定管，滴定台，滴定夹，滴管，托盘天平。

试剂：EDTA($0.02mol \cdot L^{-1}$)，NH_3-NH_4Cl 缓冲溶液(pH＝10)，铬黑 T，三乙醇胺(1:2)，NaOH 溶液($1mol \cdot L^{-1}$)，酒石酸钾钠溶液(5%)，钙指示剂，水样。

四、实验内容

1. 水的总硬度测定

用移液管取水样 100.0mL 三份分别置于 250mL 锥形瓶中，各加入 10mL pH10 的缓冲溶液，再加入 1∶2 的三乙醇胺和 5％酒石酸钾钠各 5mL，铬黑 T 指示剂少许（约 0.02g），用 EDTA 滴定液滴至溶液由酒红色变为纯蓝色。记下消耗的 EDTA 体积 V_1，计算水的总硬度。平行测定三份。

2. 水中钙含量测定

用移液管移取水样 100.0mL 三份分别置于 250mL 锥形瓶中，分别加入 1∶2 的三乙醇胺和 5％酒石酸钾钠各 5mL，再加入 NaOH 溶液（1mol·L^{-1}）10mL 和钙指示剂少许，用 0.02mol·L^{-1} EDTA 滴定液滴至溶液由酒红色变为纯蓝色。记下 EDTA 用量 V_2，计算水中钙的含量。

五、数据记录与处理

（一）水的总硬度数据处理

1. 计算 Ca^{2+}，Mg^{2+} 含量的总硬度计算公式：

$$总硬度(°)=\frac{c_{EDTA}V_1M_{CaO}}{100.0\times10}\times1000$$

式中　c_{EDTA}——EDTA 滴定液的浓度，mol·L^{-1}；

　　　V_1——滴定水总硬度消耗的 EDTA 滴定液的体积，mL；

　　　M_{CaO}——CaO 的摩尔质量，g·mol^{-1}。

2. 水的总硬度数据记录及结果

实 验 项 目	1	2	3
$V_{水样}$/mL	100.0	100.0	100.0
V_{EDTA}初读数/mL			
V_{EDTA}终读数/mL			
V_1/mL			
$\overline{V}_1$/mL			
总硬度/(°)			
平均硬度/(°)			
$R\overline{d}$（相对平均偏差）			

（二）Ca^{2+}、Mg^{2+} 含量的数据处理

1. 计算 Ca^{2+}、Mg^{2+} 含量公式：

$$\rho_{Ca^{2+}}=\frac{c_{EDTA}V_2M_{Ca}}{100.0}\times1000$$

式中　c_{EDTA}——EDTA 滴定液的浓度，mol·L^{-1}；

　　　V_2——滴定水中 Ca^{2+} 消耗的 EDTA 滴定液的体积，mL；

　　　M_{Ca}——Ca 的摩尔质量，g·mol^{-1}；

　　　$\rho_{Ca^{2+}}$——Ca^{2+} 的质量浓度，mg·L^{-1}。

$$\rho_{Mg^{2+}}=\frac{c_{EDTA}(\overline{V}_1-V_2)M_{Mg}}{100.0}\times1000$$

式中　c_{EDTA}——EDTA 滴定液的浓度，mol·L^{-1}；

　　　$\overline{V}_1$——滴定水总硬度消耗的 EDTA 滴定液的平均体积，mL；

V_2——滴定水中 Ca^{2+} 消耗的 EDTA 滴定液的体积，mL；

M_{Mg}——Mg 的摩尔质量，$g \cdot mol^{-1}$；

$\rho_{Mg^{2+}}$——Mg^{2+} 的质量浓度，$mg \cdot L^{-1}$。

2. Ca^{2+}、Mg^{2+} 数据记录及结果

实验项目	1	2	3
$V_{水样}/mL$	100.0	100.0	100.0
$V_{EDTA初读数}/mL$			
$V_{EDTA终读数}/mL$			
V_2/mL			
$(\overline{V}_1 - V_2)/mL$			
$\rho_{Ca^{2+}}/mg \cdot L^{-1}$			
$\overline{\rho}_{Ca^{2+}}/mg \cdot L^{-1}$			
$\rho_{Mg^{2+}}/mg \cdot L^{-1}$			
$\overline{\rho}_{Mg^{2+}}/mg \cdot L^{-1}$			

六、注意事项

1. 铬黑 T 与 Mg^{2+} 显色的灵敏度高，与 Ca^{2+} 显色的灵敏度低，当水样中钙的含量高而镁的含量低时，往往得不到敏锐的终点。可在标定 EDTA 前加入适量的镁离子，利用置换滴定法的原理来提高终点变色的敏锐性。利用 K-B 指示剂也能达到此目的。

2. 如果水中 Mg^{2+} 的含量较大时，可在水中加入 $20 \sim 30mL$ 5％的糊精溶液，以消除 $Mg(OH)_2$ 沉淀对 Ca^{2+} 的吸附。

3. 使用三乙醇胺掩蔽 Fe^{3+}、Al^{3+}，须在 pH＜4 下加入，摇动后再调节 pH 至滴定酸度。

4. 水样中含铁量超过 $10mg \cdot L^{-1}$ 时，掩蔽有困难，需要用蒸馏水稀释到含铁不超过 $7mg \cdot L^{-1}$。水样中含锰量超过 $1mg \cdot L^{-1}$ 时，锰在碱性溶液中容易氧化成高价，使指示剂变成灰白或浑浊的玫瑰色。可在水样中加入 $0.5 \sim 2mL$ 1％盐酸羟胺还原高价锰，消除干扰。当水样中存在微量的铜时，指示剂的终点变得不清楚，可加入 $1mL$ 2‰ Na_2S 进行掩蔽。

5. 滴定时因反应速率较慢，在接近终点时，滴定液应慢慢加入，并充分振荡。在碱性溶液中，当 $Ca(HCO_3)_2$ 含量高时，可能慢慢析出 $CaCO_3$ 沉淀．使终点拖长，变色不敏锐。这时可在滴定前将溶液酸化，即加入 $1 \sim 2$ 滴 1：1 HCl 后煮沸溶液以除去 CO_2，但 HCl 不宜多加，否则会影响滴定时溶液的 pH。

[思考题]

1. 什么叫水的总硬度？怎样表示和计算水的总硬度？

2. 如何用 EDTA 配位滴定法测定水的硬度？

3. 为什么滴定 Ca^{2+}、Mg^{2+} 总量时要控制 pH＝10，而滴定 Ca^{2+} 分量时要控制 pH 为 $12 \sim 13$？若 pH＞13 时测 Ca^{2+} 对结果有何影响？

4. 用 KCN 试剂消除 Cu^{2+}、Pb^{2+}、Zn^{2+} 等干扰离子时为何必须在碱性介质中？

（郑　明）

实验十六　邻二氮菲分光光度法测定微量铁

一、实验目的

1. 掌握分光光度法测定试样中铁的常用方法；
2. 掌握标准曲线测绘方法及应用；
3. 熟悉分光光度计的使用方法。

二、实验原理

邻二氮菲是测定微量铁的较好试剂，它与 Fe^{2+} 生成稳定的红色配合物，最大吸收波长在 510nm 处，该配合物的稳定常数 $\lg K_{稳}^{\ominus} = 21.3$（20℃），摩尔吸光系数 $\varepsilon = 1.1 \times 10^4 \, L \cdot mol^{-1} \cdot cm^{-1}$。其反应式如下：

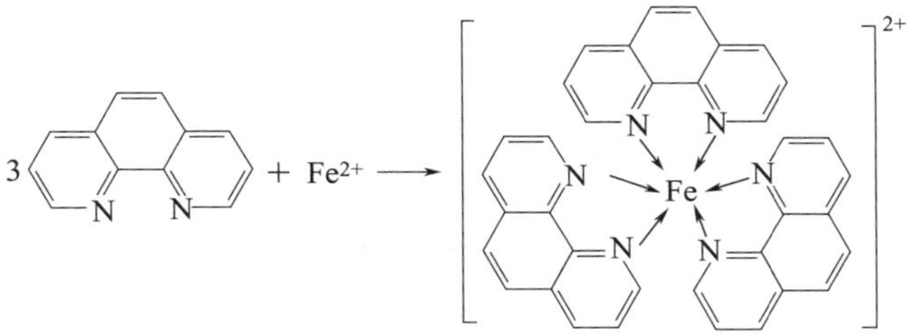

而 Fe^{3+} 能与邻二氮菲生成 1：3 的淡蓝色配合物，其 $\lg K_{稳}^{\ominus} = 14.1$，故在显色前应先用盐酸羟胺把 Fe^{3+} 还原为 Fe^{2+}：

$$2Fe^{3+} + 2NH_2OH \cdot HCl == 2Fe^{2+} + N_2 \uparrow + 4H^+ + 2H_2O + 2Cl^-$$

控制反应在 pH4.5～5 的缓冲溶液中进行，在含铁量为 0.5～8mg·L^{-1} 范围内线性关系良好，符合朗伯-比耳定律。

三、仪器与试剂

仪器：722 型分光光度计，容量瓶（50mL，100mL，1000mL），吸量管（10mL），分析天平，称量瓶，烧杯，量筒，洗耳球。

试剂：$NH_4Fe(SO_4)_2 \cdot 12H_2O$（A.R.），HCl（1：1），盐酸羟胺（10%），醋酸钠（1mol·L^{-1}），邻二氮菲（0.15%），样品溶液。

四、实验内容

1. 铁标准溶液的配制

精密称取铁铵矾 $[NH_4Fe(SO_4)_2 \cdot 12H_2O]$ 基准物质 0.8634g，置于烧杯中，加入 1：1 HCl溶液 20mL 和少量蒸馏水，溶解后，定量地转移至 1000mL 容量瓶中，加蒸馏水稀释至标线，摇匀，该溶液含铁 0.100g·L^{-1}（即 100μg·mL^{-1}）。

2. 标准曲线的制作

用吸量管吸取铁标准溶液（$100\mu g \cdot mL^{-1}$）10mL 于 100mL 容量瓶中，蒸馏水稀释到刻度线。再分别吸取稀释后的铁标准溶液（$10\mu g \cdot mL^{-1}$）0.00mL、2.00mL、4.00mL、6.00mL、8.00mL 和 10.00mL，分别置于 6 支 50mL 容量瓶中，各加入 10%盐酸羟胺溶液 1mL 1mol·L^{-1}醋酸钠溶液 5mL 0.15%邻二氮菲溶液 2mL，用纯化水稀释至刻度，摇匀。在 510nm 波长处，用 1cm 比色皿，以不含铁的溶液为空白液，测量各溶液的吸光度。以铁含量为横坐标，吸光度为纵坐标，绘制标准曲线。

3. 试样中铁含量的测定

准确吸取未知水样 5.00mL 于 50mL 容量瓶中，按上述标准曲线的制作步骤，加入各种试剂，以纯化水稀释至刻度，摇匀。在 510nm 波长处，用 1cm 比色皿，测量其吸光度。由标准曲线上查出铁的含量，然后计算未知水样中铁的含量（$\mu g \cdot mL^{-1}$）。

五、注意事项

1. 配制标准系列和试样的量瓶应及时贴上标签，以防混淆。

2. 与仪器配套使用的比色皿其高度是足够的，不要把溶液注得太满，防止在推动比色皿架时，溶液溢出比色皿外。

3. 装液时，比色皿要用被装液洗涤 2～3 次。测定顺序，浓度由稀到浓为佳。

六、数据记录与处理

制作标准曲线时，取标准铁试液的体积、标准系列铁的浓度和对应测定所得的吸光度值、未知铁试液的吸光度值记录入下表中。

实验项目	0	1	2	3	4	5	6
$V_{稀释后铁标准溶液}$/mL	0.00	2.00	4.00	6.00	8.00	10.00	—
$V_{铁样品溶液}$/mL	—	—	—	—	—	—	5.00
$V_{盐酸羟胺溶液}$/mL	1.00	1.00	1.00	1.00	1.00	1.00	1.00
$V_{邻二氮菲溶液}$/mL	2.00	2.00	2.00	2.00	2.00	2.00	2.00
V_{NaAc}/mL	5.00	5.00	5.00	5.00	5.00	5.00	5.00
$c_{铁溶液}$/$\mu g \cdot mL^{-1}$							
吸光度 A							

计算公式如下：

样品铁的含量（$\mu g \cdot mL^{-1}$）：

$$\rho_{Fe样品} = c_x \times \frac{50.00}{5.00}$$

[思考题]

1. 用邻二氮菲法测定铁时，为什么在显色前需加入盐酸羟胺？

2. 本实验量取液体时，哪些可用量筒？哪些必须用吸量管？

3. 采用标准比较法时，标准溶液的选择有什么要求？

4. 在分光光度法分析中，为什么要使用参比溶液？

5. 邻二氮菲法测定铁含量时，溶液的 pH 应保持在什么范围？加入 NaAc 的目的是什么？

（郑　明）

第二部分

医用化学学习指导

- 第一章　溶液与胶体溶液
- 第二章　化学反应速率和化学平衡
- 第三章　电解质溶液
- 第四章　配位化合物简介
- 第五章　烃
- 第六章　醇、酚、醚
- 第七章　醛、酮
- 第八章　羧酸和取代羧酸
- 第九章　含氮有机化合物
- 第十章　脂类
- 第十一章　糖类
- 第十二章　滴定分析概述
- 第十三章　紫外-可见分光光度法

第一章　溶液与胶体溶液

一、本章要点

（一）基本知识

1. 分散系

(1)概念	一种或几种物质分散在另一种（或几种）物质中所形成的体系称为分散系。其中被分散的物质叫分散相（或分散质），而起分散作用的连续介质称为分散介质（或分散剂）				
(2)分类	分子离子分散系		胶体分散系		粗分散系
俗称	溶液		溶胶	高分子溶液	浊　液
					悬浊液　乳状液
分散相粒子大小	<1nm		1~100nm		>100nm
实例	消毒酒精、生理盐水		$Fe(OH)_3$ 溶胶	蛋白质溶液	泥浆　牛奶
(3)性质 外观	均一、透明		均一、透明		不均一、不透明
稳定性	稳定		较稳定		不稳定
能否透过滤纸	能		能		不能
能否透过半透膜	能		不能		不能
鉴别	无丁达尔效应		有丁达尔效应		静置分层

2. 溶液

(1)组成	表示方法	物质的量浓度	质量浓度	质量分数	体积分数
	符号	c_B	ρ_B	w_B	φ_B
	定义	$c_B = \dfrac{n_B}{V}$	$\rho_B = \dfrac{n_B}{V}$	$w_B = \dfrac{m_B}{m}$	$\varphi_B = \dfrac{V_B}{V}$

(2)渗透现象	概念	溶剂透过半透膜进入溶液的自发过程称为渗透现象
	产生原因	单位体积里，溶剂一方所含小分子多于溶液一方，因此单位时间内，由纯溶剂进入溶液的溶剂分子多于由溶液进入纯溶剂的溶剂分子
	产生条件	一是有半透膜存在，二是半透膜两侧的溶液一定要有浓度差
	渗透压大小	对稀溶液来说，渗透压与渗透活性物质浓度和温度成正比：$\pi = ic_B RT$

3. 溶胶

(1)胶团结构	表示方法	$$[(AgI)_m \cdot nAg^+ \cdot (n-x)NO_3^-]^{x+} \cdot xNO_3^-$$ 电位离子　反离子　　　反离子 胶核　　吸附层　　　　扩散层 胶粒 胶团
	胶粒带电情况判断方法	依据胶核的选择性吸附原则进行判断。大多数金属硫化物、硅酸、金、银等溶胶，胶粒带负电；大多数金属氢氧化物溶胶，胶粒带正电
(2)性质	丁达尔效应	在暗室或黑暗背景下，用一束强光投射到溶胶上，从光束的垂直方向上可以清楚地观察到一条光带，这是溶胶的丁达尔效应。可用于区别溶胶和溶液
	布朗运动	胶粒不停地无规则运动
	电泳	胶粒在电场作用下向阳极或阴极定向移动的现象叫电泳。溶胶的电泳方向可以判断其胶粒带电情况，向阳极迁移的胶粒带负电，向阴极迁移的胶粒带正电
	稳定性和聚沉	溶胶的稳定是暂时的、有条件的、相对的。当在溶胶中加入电解质、加热或加入相反电荷的其他溶胶时，则发生聚沉现象

4. 高分子化合物溶液

高分子化合物是指具有较大相对分子质量的大分子化合物，因在溶剂中能强烈溶剂化而形成均匀、稳定的高分子化合物溶液。高分子化合物溶液对溶胶均有保护作用。

5. 表面现象

表面现象是指由于相界面分子的受力情况与体相分子不同，因此在相界面就会产生一些特殊的物理和化学现象。表面张力是指液体表面层的分子因所受引力不均衡而产生的沿表面作用于任一界线上的张力。降低表面能的两条途径：一是减小表面积；二是降低表面张力。

表面活性剂是指凡是溶于水后能显著降低水的表面张力的物质。表面活性剂的结构特点是由极性基团和非极性基团两部分组成。

表面活性剂的常用作乳化剂。

（二）医学上的应用

(1)概念	渗透活性物质	溶液中能产生渗透效应的溶质粒子(分子、离子)统称为渗透活性物质		
	渗透浓度	所有渗透活性物质的总物质的量浓度		
(2)临床应用	溶液分类	低渗溶液	等渗溶液	高渗溶液
	临床规定	渗透浓度小于 280mmol·L^{-1} 的溶液	渗透浓度在 280~320mmol·L^{-1} 的溶液	渗透浓度大于 320mmol·L^{-1} 的溶液
	实例	—	9g·L^{-1} NaCl 溶液(生理盐水)；50g·L^{-1} 葡萄糖溶液；12.5g·L^{-1} 碳酸氢钠溶液；19g·L^{-1} 乳酸钠溶液	30g·L^{-1} NaCl 溶液；50g·L^{-1} 葡萄糖氯化钠溶液；500g·L^{-1} 葡萄糖溶液
	细胞长时间至于其中的状态	溶血	正常	皱缩

（三）相关计算

1. 浓度定义

（1）物质的量浓度

$$c = \frac{n}{V} = \frac{\frac{m}{M}}{V}$$

（2）质量浓度 $\rho_B = \frac{m_B}{V}$ （注意与溶液密度 ρ 不同，$\rho = \frac{m_{溶液}}{V}$）

（3）溶质的质量分数

$$\omega_B = \frac{m_{溶质}}{m_{溶液}} = \frac{m_{溶质}}{m_{溶质} + m_{溶剂}}$$

（4）体积分数

$$\varphi_B = \frac{V_B}{V}$$

2. 溶液的稀释与混合

（1）溶液稀释前后溶质的量不变

$$c_1 V_1 = c_2 V_2 ; \quad m_1 \omega_1 = m_2 \omega_2 ; \quad \varphi_1 V_1 = \varphi_2 V_2$$

（2）溶液混合前后溶质的总量不变

$$c_{混}(V_1 + V_2) = c_1 V_1 + c_2 V_2 ;$$
$$(m_1 + m_2)\omega_{混} = m_1 \omega_1 + m_2 \omega_2 ;$$
$$\varphi_{混}(V_1 + V_2) = \varphi_1 V_1 + \varphi_2 V_2$$

二、典型例题

1. 将 36g 的 HCl 溶于 64g H_2O 中，配成溶液，所得溶液的密度 ρ 为 1.19g·mL^{-1}，求

c_{HCl}为多少？

解　已知 $m_{HCl}=36g$、$m_{H_2O}=64g$、$\rho=1.19g \cdot mL^{-1}$、$M_{HCl}=36.46g \cdot mol^{-1}$

由

$$c_B=\frac{n_B}{V} \quad n_B=\frac{m_B}{M_B} \quad V=\frac{m_{溶液}}{\rho}$$

则

$$c_{HCl}=\frac{\dfrac{m_{HCl}}{M_{HCl}}}{V}=\frac{\dfrac{36}{36.46}}{\dfrac{100}{1.19}\times10^{-3}}=11.76mol \cdot L^{-1}$$

答：HCl 的物质的量浓度 c_{HCl} 为 11.76mol · L^{-1}。

2. 在常温下取 NaCl 饱和溶液 10.00mL，测得其质量为 12.003g，将溶液蒸干，得 NaCl 固体 3.173g。求：饱和 NaCl 溶液的（1）物质的量浓度；（2）质量分数；（3）质量浓度。（已知 $M_{NaCl}=58.44g \cdot mol^{-1}$）

解　（1）饱和 NaCl 溶液的物质的量浓度为：

$$c_{NaCl}=\frac{n_{NaCl}}{V}=\frac{3.173/58.44}{10.00\times10^{-3}}=5.42mol \cdot L^{-1}$$

（2）NaCl 饱和溶液的质量分数为：

$$\omega_{NaCl}=\frac{m_{NaCl}}{m_{NaCl}+m_{H_2O}}=\frac{3.173}{12.003}=0.2644=26.44\%$$

（3）NaCl 饱和溶液的质量浓度为：

$$\rho_{NaCl}=\frac{m_{NaCl}}{V}=\frac{3.173}{10\times10^{-3}}=317.3g \cdot L^{-1}$$

答：饱和 NaCl 溶液的物质的量浓度为 5.42mol · L^{-1}；质量分数为 26.44%；质量浓度为 317.3g · L^{-1}。

3. 若以 w_1 和 w_2 分别表示浓度为 $a$mol · L^{-1} 和 $b$mol · L^{-1} 氨水的质量分数，且知 $2a=b$，则下列推断正确的是（氨水的密度比纯水的小）（　　　）。

A. $2w_1=w_2$ 　　　　　　　　　　B. $2w_2=w_1$

C. $w_2>2w_1$ 　　　　　　　　　　D. $w_1<w_2<2w_1$

解题思路　利用物质的量浓度 c_B 和质量分数 w_B 的换算关系进行比较。

解析　因为 $c_B=\frac{n_B}{V}$ 　$w_B=\frac{m_B}{m}$

所以 $c_B=\frac{\dfrac{m_B}{M_B}}{V}=\frac{\dfrac{m_{溶液}w_B}{M_B}}{V}=\frac{m_{溶液}}{V} \cdot \frac{w_B}{M_B}=\rho\frac{w_B}{M_B}$

$c_1=\rho_1\dfrac{w_1}{M_{氨水}}$ 　$c_2=\rho_2\dfrac{w_2}{M_{氨水}}$

由于题目中 $2c_1=c_2$，所以以上两式相比得

$$\frac{1}{2}=\frac{\rho_1}{\rho_2} \cdot \frac{w_1}{w_2}$$

因为氨水的密度比纯水的小，所以浓度越小的氨水，密度越小，故 $\rho_1<\rho_2$

所以 $\quad \dfrac{1}{2}>\dfrac{w_1}{w_2}$

答案：C

4. "纳米材料"是当今材料科学研究的前沿，其研究成果广泛应用于催化及军事科学

中，"纳米材料"是指直径从几纳米至几十纳米的材料，如将纳米材料分散到液体中，所得混合物可能具有的性质是（1nm＝10^{-9}m）（　　）。

　　A. 能全部透过半透膜　　　　　　B. 有丁达尔现象

　　C. 所得液体一定是溶液　　　　　D. 所得物质一定是浊液

　　解题思路　利用胶体的性质来解答即可。

　　解析　题目中"纳米材料"的直径是几纳米至几十纳米，刚好位于胶体粒子的直径范围（1～100nm），溶于水后形成的分散系为胶体，具有胶体的性质。

　　答案：B

5. 下列关于胶体的叙述不正确的是（　　）。

　　A. 布朗运动是胶体粒子特有的运动方式，可以据此把胶体和溶液、浊液区别开来

　　B. 光线透过胶体时，可产生丁达尔效应

　　C. 电泳现象是胶粒带电的具体表现，但不是所有的胶粒都带电

　　D. 胶体粒子具有较大的表面积，能吸附阳离子或阴离子，故在电场作用下会产生电泳现象

　　解析　胶体区别于其他分散系的本质特征是分散质粒子直径在1～100nm之间；由于胶体粒子具有较大的表面积，能吸附阳离子或阴离子，从而使胶粒带部分正电荷或负电荷，因此在外加电场作用下产生电泳现象，电泳现象是胶粒带电的具体表现，但不是所有的胶粒都是带电的，如淀粉胶粒就不带电；同时，由于胶粒对光线的散射作用，使得光线垂直穿过胶体时可产生丁达尔效应，而穿过其他分散系时不能产生丁达尔效应，利用这一性质可鉴别胶体的存在；布朗运动是微观粒子共有的性质，不能用它来区别胶体和其他分散系。因此本题答案为：A

　　答案：A

6. 下列关于溶胶和溶液的叙述不正确的是（　　）。

　　A. 溶胶带电荷，而溶液呈电中性

　　B. 溶胶中加入电解质可以发生聚沉，而溶液则不能

　　C. 溶胶是一种热力学不稳定性的分散系，而溶液是一种非常稳定的分散系

　　D. 溶胶具有丁达尔现象，而溶液则几乎没有

　　解析　本题考查的是溶胶和溶液概念的区别和联系。溶胶与胶粒是两个不同的概念，胶体不带电，呈电中性，而胶粒带电。

　　答案：A

7. 下列叙述正确的是（　　）。

　　A. 直径介于1～100nm之间的微粒称为胶体

　　B. 电泳现象可证明溶胶带电

　　C. 利用丁达尔效应可以区别溶胶与溶液

　　D. 胶体粒子很小，可以透过半透膜

　　解析　胶体微粒的直径介于1～100nm之间，但直径介于1～100nm之间的微粒不一定为胶体，故A不正确；电泳现象说明胶粒是带电的，但溶胶是电中性的，故B不正确；胶体粒子虽小，但不可透过半透膜，只能透过滤纸，故D不正确。

　　答案：C

8. 下列电解质中，对$Fe(OH)_3$胶体聚沉能力最大的为（　　）。

　　A. NaCl　　　　　　B. $FeCl_3$　　　　　　C. K_2SO_4　　　　　　D. Na_3PO_4

解析　由题意知，因 $Fe(OH)_3$ 胶体中的胶粒带正电，则最容易使其凝聚的是带有最多负电荷的阴离子。

答案：D

9. 一组相同物质的量浓度的盐溶液被分别滴加到负电性溶胶的等分溶液中，为凝结此溶胶所需要体积最少的盐溶液是（　　　）。

　　A. K_3PO_4　　　　　　B. $(NH_4)_2SO_4$　　　C. $BaCl_2$　　　　　　D. $AlCl_3$

解析　凝结负溶胶的有效电荷是正电荷，$AlCl_3$ 中 Al^{3+} 带正电荷最多，因此上述相同物质的量浓度的溶液里，$AlCl_3$ 消耗的体积最少。

答案：D

三、习题精选

(一) 是非题（在正确的括号内打"√"，在错误的括号内打"×"）

1. 溶液中胶粒的布朗运动就是其本身热运动的反映。（　　　）

2. 加入电解质，溶胶一定是聚沉。（　　　）

3. 电解质对溶胶的聚沉能力可用聚沉值来衡量，聚沉值越大，聚沉能力越强。（　　　）

4. 溶剂通过半透膜进入溶液的单方向扩散现象称作渗透现象。（　　　）

5. 将浓溶液和稀溶液用半透膜隔开，欲阻止稀溶液的溶剂分子进入浓溶液，需要在浓溶液液面上施加一定的压力，该压力被称为浓溶液的渗透压。（　　　）

6. $0.3mol \cdot kg^{-1}$ 的蔗糖溶液和 $0.3mol \cdot kg^{-1}$ 的甘油溶液的渗透压相等。（　　　）

7. 渗透压较高的溶液其物质的量浓度一定较大。（　　　）

8. 两种或几种互不发生化学反应的等渗溶液以任意比例混合后的溶液仍是等渗溶液。（　　　）

9. 溶胶是指分散相粒子直径在 $1 \sim 100nm$ 的分散体系。（　　　）

10. 胶粒带电的原因是由于胶粒选择性吸附与其组成相似的离子，而高分子带电是由于高分子在溶液中解离而产生正、负离子。（　　　）

11. 丁达尔效应是用来鉴别胶体和溶液的最有效、最简单的方法。（　　　）

12. 溶胶聚沉的原因是由于破坏了胶粒所带电荷之间的相互排斥，从而使胶粒之间可以相互聚集在一起形成颗粒较大的粒子沉降，加入电解质或相反电荷的溶胶，都可以破坏溶胶内部的电荷平衡，使溶胶聚沉。（　　　）

(二) 选择题

1. 已知某溶液的①溶液质量（$m_{溶液}$），②溶剂质量（$m_{溶剂}$），③溶质质量（$m_{溶质}$），④溶液体积（$V_{溶液}$），⑤溶质摩尔质量（$M_{溶质}$），⑥溶液密度（ρ）。以上条件的组合中，不能用来计算该溶液的物质的量浓度的是（　　　）。

　　A. ①②④⑤　　　　　B. ①③⑤⑥　　　　　C. ④⑤⑥　　　　　D. ③④⑤

2. 现有 $w(g)$ 质量分数为 10% 的 NaCl 溶液，要使其质量分数增大 1 倍，可采用的方法是（　　　）。

　　A. 加入 $0.1wg$ NaCl　　　　　　　　　B. 蒸发浓缩成 $0.5wg$ NaCl 溶液

　　C. 蒸发掉溶剂质量的一半　　　　　　　D. 再加入 wg 质量分数为 25% 的 NaCl 溶液

3. 20℃时，将 140gA 盐溶液蒸发掉 40g 水，或向 A 盐溶液中加入 10g 无水 A 盐固体，均可得到 A 盐的饱和溶液，则原溶液中 A 的质量分数为（　　　）。

　　A. 28%　　　　　　B. 25%　　　　　　C. 20%　　　　　D. 14.3%

4. 胶体与其他分散系的本质区别是（　　）。

    A. 胶体微粒带电　　　　　　　　　　B. 产生丁达尔现象

    C. 胶体离子做布朗运动　　　　　　　D. 分散微粒直径在 $10^{-9} \sim 10^{-7}$ m 之间

5. 不能用有关胶体的观点解释的现象是（　　）。

    A. 在河流入海口易形成三角洲

    B. 同一钢笔同时使用不同牌号的墨水易发生堵塞

    C. 在 $NaCl$ 溶液中滴入 $AgNO_3$ 溶液有沉淀

    D. 在实验中不慎手被玻璃划破，可用 $FeCl_3$ 溶液应急止血

6. 将碘化钾、淀粉混合液装在半透膜袋中，浸泡在盛蒸馏水的烧杯中一段时间后，某学生取烧杯中的液体滴加几滴试剂便立即报告老师说，这个半透膜已经破损了，老师肯定了他的做法。这位同学所滴的试剂及观察到的现象是（　　）。

    A. 滴两滴碘水显蓝色　　　　　　　　B. 滴淀粉试液显蓝色

    C. 滴硝酸银溶液，溶液出现黄色沉淀　D. 滴氯水-淀粉显蓝色

7. 将饱和 $FeCl_3$ 溶液分别滴入下述液体中，能形成胶体的是（　　）。

    A. 冷水　　　　　B. 沸水　　　　　C. 浓 $NaOH$ 溶液　　D. 浓 $NaCl$ 溶液

8. 氯化铁溶液与氢氧化铁溶胶具有的共同性质是（　　）。

    A. 分散质颗粒直径都在 $1 \sim 100$ nm 之间　B. 能透过半透膜

    C. 加热蒸干、灼烧后都有氧化铁生成　D. 呈红褐色

9. 氢氧化铁胶体稳定存在的原因是（　　）。

    A. 胶粒带正电荷

    B. 胶粒吸附层和扩散层离子因水合而形成水化膜

    C. 胶粒作布朗运动

    D. 以上都是

10. 下列应用或事实与胶体的性质没有关系的是（　　）。

    A. 用明矾净化饮用水

    B. 用石膏或盐卤点制豆腐

    C. 在 $FeCl_3$ 溶液中滴加 $NaOH$ 溶液出现红褐色沉淀

    D. 清晨的阳光穿过茂密的林木枝叶所产生的美丽景象（美丽的光线）

11. 在氢氧化铁溶胶中逐滴滴入下列某种溶液，出现的现象是先沉淀，后沉淀溶解。这种溶液是（　　）。

    A. 稀硫酸　　　　B. 饱和硫酸镁溶液　C. $NaCl$ 溶液　　　　D. 饱和硫酸铵溶液

12. 微波是一种高频电磁振荡，"微波炉"就是利用高频电磁振荡使食品中分子也产生振荡而发热，现代医学上使用微波手术刀进行外科手术，其好处主要是使开刀处的血液迅速凝固而减少失血，关于其作用原理的说法正确的是（　　）。

    A. 微波电流迅速中和血液胶粒所带的电荷而凝聚

    B. 微波使局部血液受热而使血液胶体凝聚

    C. 微波电流通过金属手术刀时产生的高温而使血液凝固

    D. 以上说法都对

13. As_2S_3 水溶胶的胶团结构可写成 $\left[(As_2S_3)_m \cdot nHS^- \cdot (n-x)H^+\right]^{x-} \cdot xH^+$，被称为胶粒的是（　　）。

    A. $(As_2S_3)_m$

    B. $(As_2S_3)_m \cdot nHS^-$

    C. $[(As_2S_3)_m \cdot nHS^- \cdot (n-x)H^+]^{x-}$

    D. $[(As_2S_3)_m \cdot nHS^- \cdot (n-x)H^+]^{x-} \cdot xH^+$

14. 在 $AgNO_3$ 溶液中加入稍过量 KI 溶液，得到溶胶的胶团结构可表示为（　　）。

    A. $[(AgI)_m \cdot nI^- \cdot (n-x) \cdot K^+]^{x-} \cdot xK^+$

    B. $[(AgI)_m \cdot nNO_3^- \cdot (n-x)K^+]^{x-} \cdot xK^+$

    C. $[(AgI)_m \cdot nAg^+ \cdot (n-x)I^-]^{x-} \cdot xK^+$

    D. $[(AgI)_m \cdot nAg^+ \cdot (n-x)NO_3^-]^{x+} \cdot xNO_3^-$

15. 在 $Fe(OH)_3$、As_2S_3、$Al(OH)_3$ 和 AgI（含过量 $AgNO_3$）四种溶胶中，有一种不能与其他溶胶混合，否则会引起聚沉。该种溶胶是（　　）。

    A. $Fe(OH)_3$　　　　　　　　　　　　B. As_2S_3

    C. $Al(OH)_3$　　　　　　　　　　　　D. AgI（含过量 $AgNO_3$）

16. 对于有过量 KI 存在的 AgI 溶胶，聚沉能力最强的电解质是（　　）。

    A. $K_3[Fe(CN)_4]$　　B. $MgSO_4$　　　　C. $FeCl_3$　　　　　　D. $MgCl_2$

17. 下列自然现象与表面现象无关的是（　　）。

    A. 硅胶吸水　　　　　　　　　　　　B. 微小液滴自动呈球形

    C. 蔗糖水溶液稀释　　　　　　　　　D. 农民锄地防止水分蒸发

18. 影响表面张力的因素很多，但它与（　　）无关。

    A. 温度　　　　　　　　　　　　　　B. 外压力

    C. 组成　　　　　　　　　　　　　　D. 实际表面大小

（三）填空题

1. 物质从高浓度区域向低浓度区域的自动迁移过程叫＿＿＿＿现象。

2. 不同浓度的两种溶液被半透膜隔开时会发生＿＿＿＿现象。

3. 临床上规定等渗溶液是渗透浓度在＿＿＿＿＿＿ $mmol \cdot L^{-1}$ 的溶液；低渗溶液是渗透浓度小于＿＿＿＿＿＿ $mmol \cdot L^{-1}$ 的溶液；高渗溶液是渗透浓度大于＿＿＿＿＿＿ $mmol \cdot L^{-1}$ 的溶液。$0.154mol \cdot L^{-1}$ 生理盐水属于＿＿＿＿＿＿溶液；$2.78mol \cdot L^{-1}$ 葡萄糖溶液属于＿＿＿＿＿＿溶液。

4. 丁达尔现象是光的＿＿＿＿＿＿现象。

5. $0.1mol \cdot L^{-1}$ $AgNO_3$ 与 $0.2mol \cdot L^{-1}$ KI 溶液等体积混合制得 AgI 溶胶，胶团结构式为＿＿＿＿＿＿，胶粒带＿＿＿＿＿＿电荷。

6. $0.2mol \cdot L^{-1}$ $AgNO_3$ 与 $0.1mol \cdot L^{-1}$ KI 溶液等体积混合制得 AgI 溶胶，胶团结构式为＿＿＿＿＿＿。

7. KI 与过量的 $AgNO_3$ 形成溶胶，该溶胶电泳时胶粒向＿＿＿＿＿＿极移动；在 KCl、$K_2C_2O_4$、$K_3Fe(CN)_6$ 三种电解质中，对该溶胶聚沉能力最大的是＿＿＿＿＿＿。

8. 温度升高时，纯液体的表面张力＿＿＿＿＿＿。

9. 表面活性剂的结构特征是＿＿＿＿＿＿。

10. 乳状液可以分为两种类型，一种是＿＿＿＿＿＿，另一种是＿＿＿＿＿＿。

（四）简答题

1. 什么叫分散系、分散相、分散介质？试举例说明。

2. 明矾为什么可以用来净水？江河入海口为什么容易形成三角洲？

3. 若将 $50g \cdot L^{-1}$ 葡萄糖和 $9g \cdot L^{-1}$ NaCl 溶液混合，则混合液是等渗、低渗还是高渗

溶液？为什么？

（五）计算题

1. 某患者需要补充 0.05mol Na^+，问需要生理盐水多少毫升？

2. 101mg 胰岛素溶于 10.0mL 水，该溶液在 25℃时的渗透压为 4.34kPa。求：胰岛素的摩尔质量？

3. 分别计算 0.278mol·L^{-1} 葡萄糖溶液和生理盐水（0.154mol·L^{-1} NaCl）的渗透浓度。

（李彩云）

第二章 化学反应速率和化学平衡

一、本章要点

（一）化学反应速率

化学反应速率是表示化学反应进行快慢的量，它可以用单位时间内反应物的减少或生成物的增加来表示。

决定反应速率的根本因素是反应物的本性。对同一反应来说，其反应速率还受浓度、压力、温度、催化剂等外界因素的影响。

（1）浓度对化学反应速率的影响　当其他条件不变时，增加反应物的浓度，可以增大化学反应速率。

（2）压力对化学反应速率的影响　对于有气体参加的反应，增大压力，可以增大化学反应速率。

（3）温度对化学反应速率的影响　当其他条件不变时，升高温度，可以增大化学反应速率。

（4）催化剂对化学反应速率的影响　使用催化剂可以加快或减慢化学反应速率。

（二）化学平衡

在一定条件下，当可逆反应的正反应速率等于逆反应速率时，反应达到平衡。化学平衡是暂时的、有条件的平衡，所以平衡状态的特点可以用"等"、"定"、"动"、"变"四方面来概括。

当可逆反应达到化学平衡时，各生成物浓度的化学计量数次幂的乘积除以各反应物浓度的化学计量数次幂的乘积所得的比值是个常数，叫化学平衡常数，用 K 来表示，其大小可以表示反应进行的程度。K 值越大，说明正反应进行得越彻底。

化学平衡是在一定条件下的动态平衡。一旦外界条件（如浓度、压力、温度等）发生变化，原有的平衡状态就被破坏，直至在新的条件下建立起新平衡。这种由于外界条件改变，使可逆反应由一种平衡状态转变为另一种平衡状态的过程称为化学平衡的移动。浓度、压力、温度对化学平衡的影响可以概括出一条普遍规律：如果改变影响平衡体系的条件之一，化学平衡就向着能够减小这种改变的方向移动；催化剂对正、逆反应速率的影响是相同的，故不会使化学平衡发生移动。

二、典型例题

1. 反应 $4NH_3(g) + 5O_2(g) \rightleftharpoons 4NO(g) + 6H_2O(g)$，在 10L 的密闭容器中进行，0.5min 后，水蒸气的物质的量增加了 0.45mol，则此反应的平均速率 v_x（反应物的消耗速率或生成物的生成速率）可表示为（　　）。

    A. $v_{NH_3} = 0.010 mol \cdot (L \cdot s)^{-1}$

    B. $v_{O_2} = 0.0010 mol \cdot (L \cdot s)^{-1}$

    C. $v_{NO} = 0.0010 mol \cdot (L \cdot s)^{-1}$

    D. $v_{H_2O} = 0.045 mol \cdot (L \cdot s)^{-1}$

解　根据题意得：

$$4NH_3(g)+5O_2(g)\Longleftrightarrow 4NO(g)+6H_2O(g)$$

$\Delta c/mol \cdot L^{-1}$	0.30	0.375	0.30	0.45
$\Delta t/s$	30	30	30	30

经计算，选 C。

2. 在四个不同的容器中，采用不同条件进行合成氨反应，根据下列在相同时间内测定的结果判断，生成氨的速率最快的是（　　）。

A. 用 H_2 表示的反应速率为 $0.1mol \cdot (L \cdot min)^{-1}$

B. 用 NH_3 表示的反应速率为 $0.3mol \cdot (L \cdot min)^{-1}$

C. 用 N_2 表示的反应速率为 $0.2mol \cdot (L \cdot min)^{-1}$

D. 用 H_2 表示的反应速率为 $0.3mol \cdot (L \cdot min)^{-1}$

解 根据化学反应：

$$N_2(g)+3H_2(g)\Longleftrightarrow 2NH_3(g)$$

化学计量系数：　　　　1　　　3　　　　2

用不同物质的浓度变化表示反应速率时，其数值可能不同。可以将其转化成同一种物质浓度变化表示化学反应速率，然后进行判断。例如，都以 H_2 的浓度变化来表示化学反应速率，则 A. 用 H_2 表示的反应速率为 $0.1mol \cdot (L \cdot min)^{-1}$；B. 用 NH_3 表示的反应速率为 $0.3mol \cdot (L \cdot min)^{-1}$，用 H_2 表示的反应速率为 $0.45mol \cdot (L \cdot min)^{-1}$；C. 用 N_2 表示的反应速率为 $0.2mol \cdot (L \cdot min)^{-1}$，用 H_2 表示的反应速率为 $0.6mol \cdot (L \cdot min)^{-1}$；D. 用 H_2 表示的反应速率为 $0.3mol \cdot (L \cdot min)^{-1}$。故选 C。

3. 以 $2SO_2(g)+O_2(g)\Longleftrightarrow 2SO_3(g)$ 为例讨论化学平衡状态

解 由开始到平衡经过以下三个过程：

（1）反应开始时，因为反应物浓度大、生成物浓度是零，所以 $v_正$ 大，$v_逆=0$。

（2）反应进行中，因为反应物的浓度逐渐减小，所以 $v_正$ 逐渐减小；因为生成物的浓度逐渐增大，所以 $v_逆$ 逐渐增大，直至 $v_正=v_逆$。

（3）当 $v_正=v_逆$ 时，各物质的浓度保持一定。在这种条件下的平衡状态可用以下图示：

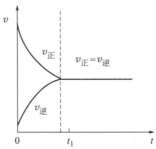

4. 已知 1037K 时，可逆反应 $CO_2(g)+H_2(g)\Longleftrightarrow CO(g)+H_2O(g)$，$K^{\ominus}=1.0$。若使 $1.0mol \cdot L^{-1}$ CO_2 和 $1.0mol \cdot L^{-1}$ H_2 在 1L 容器里反应，计算达平衡时各物质的浓度和 CO_2 的平衡转化率。

解 设平衡时 $c_{CO}=x\,mol \cdot L^{-1}$，则 $c_{H_2O}=x\,mol \cdot L^{-1}$　　$c_{CO_2}=(1-x)\,mol \cdot L^{-1}$　　$c_{H_2}=(1-x)\,mol \cdot L^{-1}$

$$CO_2(g)+H_2(g)\Longleftrightarrow CO(g)+H_2O(g)$$

起始浓度/mol·L⁻¹	1.0	1.0	0	0
平衡浓度/mol·L⁻¹	$1.0-x$	$1.0-x$	x	x

$$K^{\ominus}=\frac{x^2}{(1.0-x)^2}=1.0$$

$$x=0.5 \text{mol} \cdot \text{L}^{-1}$$

平衡时各物质的浓度：

$c_{CO}=0.5\text{mol} \cdot \text{L}^{-1}$，$c_{H_2O}=0.5\text{mol} \cdot \text{L}^{-1}$，$c_{CO_2}=0.5\text{mol} \cdot \text{L}^{-1}$，$c_{H_2}=0.5\text{mol} \cdot \text{L}^{-1}$

CO_2 的平衡转化率为 $\alpha=\dfrac{0.5}{1.0}\times100\%=50\%$

三、习题精选

(一) 选择题

1. 在一定条件下，使 N_2 和 H_2 在一密闭容器中进行反应，下列说法不正确的是（　　）。

　　A. 反应开始时，正反应速率最大，逆反应速率为零

　　B. 随着反应的进行，正反应速率逐渐减小，最后为零

　　C. 随着反应的进行，逆反应速率逐渐增大，最后不变

　　D. 随着反应的进行，正反应速率逐渐减小，最后不变

2. 一定温度下，可逆反应 $N_2(g)+3H_2(g)\Longleftrightarrow 2NH_3(g)$ 达到化学平衡状态的标志是（　　）。

　　A. N_2、H_2 和 NH_3 的浓度不再改变

　　B. N_2、H_2 和 NH_3 的浓度之比为 $1:3:2$

　　C. N_2 与 H_2 的物质的量之和是 NH_3 的物质的量的 2 倍

　　D. 正逆反应的速率为零

3. 在合成氨 $N_2+3H_2\Longleftrightarrow 2NH_3$ 的可逆反应中，不能向正反应方向移动的是（　　）。

　　A. 加入 N_2　　　　B. 减小压力　　　　C. 加入催化剂　　　　D. 减小 NH_3 浓度

4. 下列平衡体系，若改变压力，平衡不发生移动的是（　　）。

　　A. $N_2(g)+3H_2(g)\Longleftrightarrow 2NH_3(g)$　　　　　　B. $2NO(g)+O_2(g)\Longleftrightarrow 2NO_2(g)$

　　C. $O_2(g)+2SO_2(g)\Longleftrightarrow 2SO_3(g)$　　　　　　D. $2HI(g)\Longleftrightarrow H_2(g)+I_2(g)$

5. 在密闭容器中 $2NO_2(g)\Longleftrightarrow N_2O_4(g)$ 反应达到平衡后，升高温度，颜色变深，此现象说明（　　）。

　　A. 正反应速率减慢　　　　　　　　　　B. 逆反应速率减慢

　　C. 正反应是吸热反应　　　　　　　　　D. 逆反应是吸热反应

6. 可逆反应 $O_2(g)+2SO_2(g)\Longleftrightarrow 2SO_3(g)-Q$ 在密闭容器中达到平衡，如升高温度，则平衡（　　）。

　　A. 向左移动　　　　B. 向右移动　　　　C. 不移动　　　　D. 任意移动

7. 可逆反应 $2HI(g)\Longleftrightarrow H_2(g)+I_2(g)-Q$ 达到平衡时，要使混合气体颜色加深，可采取的措施是（　　）

　　A. 降低温度　　　　B. 减小压力　　　　C. 增大 H_2 的浓度　　　D. 升高温度

8. 定量地描述化学反应进行的快慢程度用（　　）。

　　A. 物质的量浓度　　B. 质量浓度　　　　C. 化学反应速率　　　D. 平衡常数

9. 已知合成氨反应的浓度数据如下：$3H_2(g)+N_2(g)\Longleftrightarrow 2NH_3(g)$

起始浓度/mol·L^{-1}	3.0	1.0	0
2s 末浓度/mol·L^{-1}	1.8	0.6	0.8

v_{N_2} 等于 （　　） $mol \cdot L^{-1} \cdot s^{-1}$。

    A. 0.2　　　　　　B. 0.4　　　　　　　C. 0.6　　　　　　　D. 0.8

10. 活化能是指活化分子的 （　　） 与反应物分子的平均能量之差。

    A. 平均能量　　　B. 最低能量　　　　C. 最高能量　　　　D. 总能量

11. 对某一个具体反应而言，在一定条件下，若使活化能减小，反应速率就 （　　）。

    A. 增大　　　　　B. 减小　　　　　　C. 不变　　　　　　D. 无法确定

12. 影响化学反应速率的主要外界因素有浓度、压力、温度和 （　　）。

    A. 重力加速度　　B. 催化剂　　　　　C. 光照　　　　　　D. 溶剂

13. 物质在纯氧气中燃烧比在空气中燃烧快得多，可以说明 （　　）。

    A. 增大反应物浓度，反应速率增大　　　B. 增大反应物压力，反应速率增大

    C. 升高温度，反应速率增大　　　　　　D. 使用正催化剂，反应速率增大

14. 某一步完成的简单反应 $mA + nB = C$（A、B、C 均为非固态、非纯液态物质），该反应的反应速率表达式为 （　　）。

    A. $v = kc_A^m$　　　　B. $v = kc_B^n$　　　　C. $v = kc_C$　　　　　D. $v = kc_A^m c_B^n$

15. 实验证明，当其他条件不变时，温度每升高 $10℃$，反应速率约增大到原来的 （　　） 倍。

    A. 2～4　　　　　B. 4～6　　　　　　C. 6～8　　　　　　D. 8～10

16. 假设温度每升高 $10℃$，反应速率就增大到原来的 2 倍。若使反应温度由原来的 $20℃$ 升高到 $60℃$，则反应速率增加到原来的 （　　）。

    A. 4 倍　　　　　B. 8 倍　　　　　　C. 16 倍　　　　　　D. 64 倍

17. 温度升高加快反应速率的本质原因是 （　　）。

    A. 增加单位时间内有效碰撞的次数　　　B. 增大了活化分子百分数

    C. 增大了反应物浓度　　　　　　　　　D. 增加了反应物分子间的碰撞频率

18. 催化剂能改变化学反应速率的本质原因是 （　　）。

    A. 改变化学反应的历程　　　　　　　　B. 增大了活化分子百分数

    C. 增大了反应物浓度　　　　　　　　　D. 增加了反应物分子间的碰撞频率

19. 使用负催化剂，化学反应速率 （　　）。

    A. 增大　　　　　B. 减小　　　　　　C. 改变　　　　　　D. 不变

20. 在同一反应条件下，能同时向两个方向进行的双向反应叫做 （　　）。

    A. 放热反应　　　B. 吸热反应　　　　C. 不可逆反应　　　　D. 可逆反应

21. 化学平衡是 （　　）。

    A. 动态平衡　　　B. 静止平衡　　　　C. 永久平衡　　　　D. 溶解平衡

22. 在同一个可逆反应中，平衡常数 $K^{\ominus}$ 随着 （　　） 的变化而变化，与 （　　） 无关。

    A. 浓度，温度　　B. 温度，浓度　　　C. 浓度，催化剂　　　D. 催化剂，浓度

23. 在同一个可逆反应中，平衡常数 $K^{\ominus}$ 越大，则平衡混合物中 （　　） 浓度越大，说明反应进行得越 （　　）。

    A. 反应物，完全　B. 反应物，不完全　C. 生成物，完全　　　D. 生成物，不完全

24. 某温度下，制备水煤气的反应 $C(s) + H_2O(g) \rightleftharpoons CO(g) + H_2(g)$ 在下列浓度时建立平衡：

    $c_{H_2O} = 4.6 \times 10^{-3} mol \cdot L^{-1}$　　　$c_{CO} = 7.6 \times 10^{-3} mol \cdot L^{-1}$　　　$c_{H_2} = 7.6 \times 10^{-3} mol \cdot L^{-1}$

该反应在该温度下的平衡常数为（　　　）。

　　A. 1.2×10^{-2} mol·L^{-1}　　　　　　　B. 1.2×10^{-2}

　　C. 1.2×10^{-3} mol·L^{-1}　　　　　　　D. 1.2×10^{-3}

25. 增大压力，下列平衡不发生移动的是（　　　）。

　　A. $C(s) + O_2 \rightleftharpoons CO_2$　　　　　　　B. $N_2 + 3H_2 \rightleftharpoons 2NH_3$

　　C. $3O_2 \rightleftharpoons 2O_3$　　　　　　　D. $CaCO_3(s) \rightleftharpoons CaO(s) + CO_2$

26. $2NO + O_2 \rightleftharpoons 2NO_2$ 的反应达到平衡状态时，保持温度不变，若缩小反应容器的容积，物质的量增加的是（　　　）。

　　A. NO　　　　　　B. NO 和 O_2　　　　　　C. NO_2　　　　　　D. NO、O_2 和 NO_2

27. 可逆反应 $mA(s) + nB(g) \rightleftharpoons pC(g) + qD(g)$ 到达平衡后，增大体系压力，平衡右移，下列关系一定成立的是（　　　）。

　　A. $m+n>p+q$　　B. $m+n<p+q$　　　C. $n>p+q$　　　　　　D. $n<p+q$

28. 在可逆反应中加催化剂的目的是（　　　）。

　　A. 使平衡向正反应方向移动　　　　　B. 使原来不能发生的反应得以发生

　　C. 破坏化学平衡状态　　　　　　　　D. 改变反应达到平衡的时间

29. $2NO + O_2 \rightleftharpoons 2NO_2 + Q$ 反应已达平衡状态。若使平衡向左移动，可（　　　）。

　　A. 增大压力　　　　　　　　　　　B. 增加 O_2

　　C. 升高温度　　　　　　　　　　　D. 将 NO_2 引出体系

30. 在 $CO + H_2O$(气) $\rightleftharpoons CO_2 + H_2 + Q$ 的反应达到平衡状态时，欲使平衡向右移动，可采取的措施是（　　　）。

　　A. 升高温度　　　　　　　　　　　B. 增大压力

　　C. 加入催化剂　　　　　　　　　　D. 增大 CO 的浓度

（二）填空题

1. 影响化学反应速率大小的决定性因素是_____。

2. 增大反应物浓度，活化分子浓度_____。

3. 压力只对有_____参加的反应速率有影响。当温度一定时，一定量气体的体积与所受的压力成_____。

4. 温度升高，化学反应速率_____；温度降低，化学反应速率_____。

5. 在同一反应条件下，只能向一个方向进行的单向反应叫做_____。

6. 可逆反应的特点是_____。

7. 在某温度时，加热 1mol NH_3，当 NH_3 的转化率为 20% 时，建立了如下平衡：$2NH_3 \rightleftharpoons N_2 + 3H_2$，此时 NH_3 的物质的量为_____，N_2 的物质的量为_____，H_2 的物质的量为_____。

8. 可逆反应 $\frac{1}{2}N_2 + \frac{3}{2}H_2 \rightleftharpoons NH_3$ 的平衡常数表达式为_____。

9. 对于 N_2O_4(无色) $\rightleftharpoons 2NO_2$（红棕色）$-Q$ 的平衡体系：升高温度，红棕色变深，表明平衡_____移动；增大压力，红棕色先变深后变浅，表明平衡_____移动。

10. 对于可逆反应，如果正反应是放热反应，则逆反应必定是_____，并且吸收和放出的热量_____。

（三）计算题

1. 在 557℃ 时密闭容器中进行反应：$CO(g) + H_2O(g) \rightleftharpoons H_2(g) + CO_2(g)$。若 CO 起

始浓度为 $2mol \cdot L^{-1}$，水蒸气的起始浓度为 $3mol \cdot L^{-1}$。达到平衡后，CO_2 浓度为 $1.2mol \cdot L^{-1}$，求 CO 和 $H_2O(g)$ 的平衡转化率和平衡常数 $K^{\ominus}$。

2. 在 1000℃时，下列反应 $FeO(s) + CO(g) \rightleftharpoons Fe(S) + CO_2(g)$ 的平衡常数 $K^{\ominus} = 0.5$。如果 CO 和 CO_2 的起始浓度分别为 $0.05mol \cdot L^{-1}$ 和 $0.01mol \cdot L^{-1}$，求它们达到化学平衡时的浓度。

（李明梅）

第三章　电解质溶液

一、本章要点

（一）本章有关概念

（1）**强电解质和弱电解质**　在溶液中几乎完全解离为离子的电解质叫强电解质；在水溶液中只有少部分解离成离子的电解质叫弱电解质。

（2）**解离平衡**　在一定温度下，当电解质分子解离成离子的速率与离子结合成分子的速率相等时，溶液中分子、离子的浓度不再随时间而改变，此时弱电解质所处的状态称为弱电解质的**解离平衡**。

（3）**解离度**　在一定温度下，弱电解质在溶液中达到解离平衡时，已解离的弱电解质分子数占弱电解质分子总数（包括已解离的分子和未解离的分子）的百分数。

（4）**同离子效应**　在弱电解质溶液中，加入与弱电解质具有相同离子的强电解质时，使弱电解质的解离度减小的现象，称为同离子效应。

（5）**缓冲溶液**　能对抗外来少量的强酸、强碱或稀释而保持溶液 pH 几乎不变的溶液称为缓冲溶液。

（6）**缓冲容量**　使 1L 缓冲溶液 pH 改变 1 个单位时，所加入一元强酸或一元强碱的物质的量。

（二）酸碱质子理论

（1）**定义**　凡能给出质子（H^+）的物质都是酸；凡能接受质子的物质都是碱。

（2）**酸碱反应的实质**　质子的转移。

（三）弱电解质在溶液中的解离

1. 解离平衡和解离常数

$$HA \Longrightarrow H^+ + A^-$$

$$K^\ominus = \frac{\dfrac{c_{H^+}}{c^\ominus} \dfrac{c_{A^-}}{c^\ominus}}{\dfrac{c_{HA}}{c^\ominus}} = \frac{[H^+][A^-]}{[HA]}$$

2. 解离度

$$\alpha = \frac{\text{已解离的电解质分子数}}{\text{电解质分子总数}} \times 100\%$$

（四）水溶液的酸碱性及 pH 的计算

1. 水的质子自递反应与溶液的 pH

（1）$K_w^\ominus = [H_3^+O][OH^-]$，简写为 $K_w^\ominus = [H^+][OH^-]$

（2）$pH = -\lg[H^+]$

2. 共轭酸碱解离常数的关系

$$K_a^\ominus K_b^\ominus = K_w^\ominus$$

3. 弱酸弱碱解离平衡的移动

由于条件改变（如浓度、温度），弱电解质由原来的平衡达到新的解离平衡的过程。

4. 一元弱酸、弱碱溶液的 pH 计算

一元弱酸：$[H^+]=\sqrt{K_a^\ominus c}$　　条件：$K_a^\ominus c \geqslant 20K_w^\ominus$；$c/K_a^\ominus \geqslant 500$

一元弱碱：$[OH^-]=\sqrt{K_b^\ominus c}$　　条件：$K_b^\ominus c \geqslant 20K_w^\ominus$；$c/K_b^\ominus \geqslant 500$

（五）缓冲溶液

1. 缓冲溶液组成

（1）弱酸及其共轭碱

（2）弱碱及其共轭酸

2. 缓冲作用原理，以 HAc-NaAc 缓冲溶液为例

抗碱反应式：$HAc+OH^- \rightleftharpoons H_2O+Ac^-$

抗酸反应式：$Ac^-+H^+ \rightleftharpoons HAc$

3. 缓冲溶液 pH 的计算

$$pH=pK_a^\ominus+\lg\frac{c_{共轭碱}}{c_{共轭酸}}$$

4. 缓冲容量

$$\beta=\frac{加入酸碱的物质的量}{pH\ 变化单位}$$

5. 缓冲溶液的配制

6. 缓冲溶液在医学上的意义

人体血液中存在的主要缓冲对有：H_2CO_3-HCO_3^-；$H_2PO_4^-$-HPO_4^{2-}；血浆蛋白酸-血浆蛋白盐。

H_2CO_3-HCO_3^- 共轭酸碱对在血液中浓度最高，缓冲能力最大，对维持血液正常的 pH 起着决定性的作用。

二、典型例题

1. 计算 298K 时 $0.01mol \cdot L^{-1}$ HCl 溶液中 OH^- 浓度。

解　$[H^+]=1.0\times10^{-2}mol \cdot L^{-1}$，根据公式 $K_w^\ominus=[H^+][OH^-]=1.0\times10^{-14}$

$$[OH^-]=\frac{K_w^\ominus}{[H^+]}=\frac{1.0\times10^{-14}}{1.0\times10^{-2}}=1.0\times10^{-12}$$

2. 计算 298K 时，$0.10mol \cdot L^{-1}$ HCOOH 溶液的 pH 和解离度（已知 $K_a^\ominus=1.77\times10^{-4}$）。

解　因为 $$\frac{c}{K_a^\ominus}=\frac{0.10}{1.77\times10^{-4}}>500$$

且　　$$K_a^\ominus c=1.77\times10^{-4}\times0.10=1.77\times10^{-5}>20K_w^\ominus$$

所以，可用最简式计算

$$[H^+]=\sqrt{K_a^\ominus c}=\sqrt{1.77\times10^{-4}\times0.10}=4.21\times10^{-3}$$

$$pH=-\lg[H^+]=-\lg(4.21\times10^{-3})=2.38$$

解离度 $\alpha=\dfrac{4.21\times10^{-3}}{0.1}\times100\%=4.21\%$

3. 实验测得：在人体血浆中 $c_{H_2CO_3}=2.25\times10^{-3}mol \cdot L^{-1}$，$c_{HCO_3^-}=2.5\times10^{-2}mol \cdot$

L^{-1}，计算血浆的 pH（$pK_{a1}^{\ominus}=6.37$）。

解　血浆中 H_2CO_3-HCO_3^- 组成缓冲对。根据缓冲溶液的计算公式

$$pH=pK_a^{\ominus}+\lg\frac{c_{共轭碱}}{c_{共轭酸}}=6.37+\lg\frac{2.5\times10^{-2}}{2.25\times10^{-3}}=6.37+1.05=7.42$$

4. 计算 298K 时，$0.10mol\cdot L^{-1}$ NaCN 溶液的 pH（已知 $K_a^{\ominus}=4.93\times10^{-10}$）。

解

$$CN^-+H_2O\Longleftrightarrow HCN+OH^-$$

$$K_b^{\ominus}=\frac{K_w^{\ominus}}{K_a^{\ominus}}=\frac{1.0\times10^{-14}}{4.93\times10^{-10}}=2.0\times10^{-5}$$

$$\frac{c}{K_b^{\ominus}}=\frac{0.10}{2.0\times10^{-5}}>500$$

$$cK_b^{\ominus}=0.10\times2.0\times10^{-5}>20K_w^{\ominus}$$

$$[OH^-]=\sqrt{K_b^{\ominus}c}=\sqrt{2.0\times10^{-5}\times0.10}=1.4\times10^{-3}(mol\cdot L^{-1})$$

$$pH=14-pOH=14-[-\lg(1.4\times10^{-3})]=14-2.85=11.15$$

5. $0.10mol\cdot L^{-1}$ CH_3COOH 100mL，需加入 $0.10mol\cdot L^{-1}$ NaOH 溶液多少毫升，才能配成 pH=5.00 的缓冲溶液？（$pK_a^{\ominus}=4.75$）

解　设加入 NaOH 溶液 x mL

$$5.00=4.75+\lg\frac{0.10x}{0.10\times100-0.10x}$$

$$0.25=\lg\frac{x}{100-x}$$

$$x=64mL$$

三、习题精选

（一）写出下列各碱的共轭酸的化学式

$$H_2O\quad CN^-\quad H_2CO_3\quad HCO_3^-\quad Ac^-\quad HPO_4^{2-}\quad Cl^-$$

（二）是非题（在正确的括号内打"√"，在错误的括号内打"×"）

1. 氨水是弱碱，氢氧化钠的水溶液是强碱，所以氨水的 pH 一定比氢氧化钠的水溶液的 pH 小。（　　）

2. 醋酸的解离度随浓度的减小而增大，所以醋酸溶液的导电能力随浓度的减小而增强。（　　）

3. 将 10mL pH=5.0 的盐酸溶液加水至 100mL 时，溶液的 pH=6.0，若稀释至 10000mL 时，溶液的 pH=8.0。（　　）

4. 在室温下有 pH 为 4、7、10、6 的四种体积相同的溶液，溶液中 H^+ 和 OH^- 数目之和最小的是 pH=7 的溶液。（　　）

5. 由于磷酸是三元酸，所以磷酸溶液中的 $[H^+]$ 是磷酸根离子浓度的三倍。（　　）

6. 无机多元酸的酸性主要取决于第一步电离。（　　）

7. 在一定温度下，由于纯水、稀酸和稀碱中的 $[H^+]$ 不同，所以水的离子积常数 $K_w^{\ominus}$ 也不相同。（　　）

（三）选择题

1. 在某一温度下，$0.1mol\cdot L^{-1}$ $NH_3\cdot H_2O$ 的解离度是 1.33%，则 $[OH^-]$ 为（　　）。

　　A. $1.33\times10^{-1}mol\cdot L^{-1}$ 　　　　　　　　B. $1.33\times10^{-2}mol\cdot L^{-1}$

C. $1.33×10^{-3}mol·L^{-1}$ D. $1.33×10^{-4}mol·L^{-1}$

2. 下列溶液的 pH 最小的是（   ），pH 最大的是（   ）。

   A. 1mL $0.1mol·L^{-1}$ HCl   B. 2mL $0.1mol·L^{-1}$ CH_3COOH 溶液

   C. 5mL $0.1mol·L^{-1}$ $NH_3·H_2O$ 溶液   D. 1mL $0.1mol·L^{-1}$ NaOH 溶液

3. 在某 CH_3COOH 溶液中，要使 CH_3COOH 的解离度和溶液的 pH 都减小，可加入（   ）。

   A. NaOH 溶液   B. CH_3COONa 溶液

   C. $NH_3·H_2O$ 溶液   D. HCl 溶液

4. 把 9mL $0.1mol·L^{-1}$ HCl 与 $0.1mol·L^{-1}$ NaOH 溶液 11mL 相混，混合溶液的 pH 是（   ）。

   A. 2   B. 7   C. 12   D. 13

5. 在 $H_2PO_4^-$-HPO_4^{2-} 缓冲溶液中，抗酸成分是（   ），抗碱成分是（   ）。

   A. 〔H^+〕   B. 〔OH^-〕   C. $H_2PO_4^-$ D. HPO_4^{2-}

6. 加入少量的酸或碱，均能使离子的浓度减少，该离子是（   ）。

   A. 〔H^+〕   B. 〔OH^-〕   C. HS^- D. S^{2-}

7. 在 $NH_3·H_2O \rightleftharpoons NH_4^+ + OH^-$ 平衡体系中，能使解离度和溶液的 pH 都减小的条件是（   ）。

   A. 加入盐酸溶液   B. 加入 NaOH 溶液

   C. 升高温度   D. 加入氯化铵溶液

8. 关于酸性溶液，下列叙述正确的是（   ）。

   A. 只有 H^+ 存在   B. pH≤7

   C. 〔H^+〕>〔OH^-〕   D. 〔H^+〕<〔OH^-〕

9. 下列物质中，能组成缓冲对的是（   ）。

   A. $NH_3·H_2O$-NaOH   B. HCl-NaOH

   C. $NaHCO_3$-Na_2CO_3 D. $NH_3·H_2O$-CH_3COOH

10. 已知成人胃液的 pH=1，婴幼儿胃液的 pH=5，则成人胃液中〔H^+〕是婴幼儿胃液中〔H^+〕的（   ）倍。

    A. 1/5   B. 10^4 C. 5   D. 10^{-4}

11. 下列各组酸碱对中，不属于共轭酸碱的是（   ）。

    A. CH_3COOH-CH_3COONa B. HNO_3-NO_3^-

    C. HCl-NaCl   D. H_2SO_4-SO_4^{2-}

12. 已知 $0.1mol·L^{-1}$ 一元弱酸溶液的 pH=3.0，则 $0.1mol·L^{-1}$ 共轭碱溶液的 pH 是（   ）。

    A. 11.0   B. 9.0   C. 8.5   D. 9.5

13. 配制 pH=7.4 的缓冲溶液，最好选用（   ）。

    A. H_2CO_3-HCO_3^- B. $NaHCO_3$-Na_2CO_3

    C. $NH_3·H_2O$-NH_4Cl D. CH_3COOH-CH_3COONa

14. 下列物质是强电解质的是（   ），是弱电解质的是（   ）。

    A. CH_3COOH B. NaCl   C. Cl_2 D. CO_2

15. 与电解质的解离度无关的因素是（   ）。

    A. 电解质的种类   B. 电解质的溶解度

C. 溶液的浓度　　　　　　　　　　　D. 溶液的温度

16. 配制某一定 pH 的缓冲溶液的主要依据是（　　　）。

　　A. 缓冲溶液的体积　　　　　　　　B. 弱碱的浓度

　　C. 弱酸的浓度　　　　　　　　　　D. 共轭酸碱的解离常数

（四）填空题

1. 按照质子理论下列离子：HCO_3^-、NH_4^+、H_3PO_4、OH^-、HS^-、NO_3^-、HSO_4^- 属于酸的是 _____，属于碱的是 _____，属于两性物质的是_____。

2. 临床上常用_____来纠正酸中毒，因为它的水溶液显_____性；常用_____来纠正_____中毒，因为它的水溶液显_____性。

3. 在 H_2CO_3-HCO_3^- 缓冲溶液中，抗酸成分是_____，抗碱成分是_____。

4. H_2O 的共轭酸是_____，共轭碱是_____。

5. 影响缓冲溶液缓冲容量的主要因素有_____和_____。

（五）计算题

1. 将 $0.10mol \cdot L^{-1}$ 的甲酸（$K_a^{\ominus}=1.80\times10^{-4}$）溶液 250.0mL，加水稀释至 500.0mL，计算稀释后溶液的 pH。

2. $0.1mol \cdot L^{-1}$ 苯甲酸钠溶液（$K_a^{\ominus}=6.4\times10^{-5}$）的 pH 是多少？

3. 将 NaH_2PO_4 和 Na_2HPO_4 混合物 10g，配制成 500.0mL 缓冲溶液，溶液的 pH 是 7.40，计算溶液中 NaH_2PO_4 和 Na_2HPO_4 各多少克（$pK_a^{\ominus}=7.21$）。

4. 欲配制 pH=10.0 的缓冲溶液，问需要在 250.0mL $0.1mol \cdot L^{-1}$ $NH_3 \cdot H_2O$ 中加多少克的 NH_4Cl？

5. 医院生化室测得三人血浆中 H_2CO_3 和 HCO_3^- 浓度如下：

　　A. $H_2CO_3=2.24mmol \cdot L^{-1}$　　　　　$HCO_3^-=24.00mmol \cdot L^{-1}$

　　B. $H_2CO_3=3.19mmol \cdot L^{-1}$　　　　　$HCO_3^-=21.60mmol \cdot L^{-1}$

　　C. $H_2CO_3=3.70mmol \cdot L^{-1}$　　　　　$HCO_3^-=56.00mmol \cdot L^{-1}$

计算 A、B、C 三人血浆的 pH 值（$pK_a^{\ominus}=6.37$），并判断是正常人、酸中毒还是碱中毒？

（卢庆祥）

第四章 配位化合物简介

一、本章要点

（一）配位化合物有关概念

配位化合物简称配合物，又叫络合物。由中心原子（或离子）和几个配体（中性分子或阴离子）以配位键相结合而形成的复杂分子或离子，称为配位单元，含有配位单元的化合物都叫配合物，研究配合物的化学分支称为配位化学。

配位单元的核心部分通常是其中心能接受孤对电子的金属阳离子或原子，称为中心原子。同中心离子配合的离子（或分子）叫配体，是含有孤对电子的分子或阴离子；直接同中心离子配位的原子数目，为该中心离子的配位数；配离子的电荷数等于中心离子和配位体总电荷的代数和。

（二）配位化合物的命名

配合物的命名方法遵从一般无机物的命名原则。

如果配合物是离子型化合物，命名时阴离子名称在前，阳离子名称在后。当配离子是阳离子时，外界阴离子为酸根，酸根为简单离子时叫做"某化某"，酸根为复杂离子时叫做"某酸某"；当配离子是阴离子时，则该配离子为酸根，命名时在配阴离子与外界阳离子之间用"酸"字相连接，若外界阳离子是 H^+，则命名为"酸"。

配位化合物可按下列顺序列出其组成部分的名称：

配位体数－配位体－"合"－中心离子－（中心离子价态）

（三）螯合物

由中心离子和多基配体配合而成的具有环状结构的配合物称为螯合物，形成螯合物的多基配体称为螯合剂。常用的螯合剂是氨螯合剂——乙二胺四乙酸（EDTA），在实际应用中常采用 EDTA 的二钠盐。

二、典型例题

1. 举例说明什么是配合物？水合物和氨合物是否可以认为是配合物？

解 配合物是含有中心离子和配体的复杂分子或离子的化合物，例如：$[Cu(NH_3)_4]^{2+}$ 中心原子是 Cu^{2+}，配体是 NH_3，Cu^{2+} 具有接受孤对电子的空轨道，NH_3 具有孤对电子。

水合物和氨合物若在晶体或溶液中，水分子和氨分子与金属离子不是以配位键结合，金属离子仍以简单离子存在的，就不是配合物，若以复杂离子存在就是配合物。一般情况下氨合物都是配合物。

2. 举例说明配合物与螯合物的区别。形成螯合物的条件是什么？

解 $Cu[SiF_6]$ 为配合物，配位数是 6；$[Co(en)_3]Cl_3$ 为螯合物，配体数是 3，配位数是 6。

形成螯合物有两个必要条件：一是螯合剂必须有两个或两个以上都能给出电子对的配位原子（主要是 N、O、S 等原子）；二是每两个能给出电子对的配位原子间必须隔着两个或三个其他原子。

3. 给下列配合物命名。

(1) $Na_2[SiF_6]$　　　　(2) $[Pt(SCN)_6]^{2-}$　　　　(3) $[Co(NH_3)_6]Cl_3$

(4) $K_2[Zn(OH)_4]$　　　(5) $[Fe(C_5H_5)_2]$　　　　　(6) $[Co(N_3)(NH_3)_5]SO_4$

(7) $[Co(ONO)(NH_3)_3(H_2O)_2]Cl_2$

解　(1) 六氟合硅（Ⅳ）酸钠　　　　　(2) 六硫氰酸根合铂（Ⅳ）离子

　　　(3) 三氯化六氨合钴（Ⅲ）　　　　(4) 四羟基合锌（Ⅱ）酸钾

　　　(5) 二茂铁　　　　　　　　　　　(6) 硫酸一叠氮·五氨合钴（Ⅲ）

　　　(7) 二氯化·一亚硝酸根·三氨·二水合钴（Ⅲ）

4. 写出下列配合物的化学式。

(1) 二氯·二氨合铂（Ⅱ）　　　　　　(2) 四异硫氰根合钴（Ⅱ）酸钾

(3) 二氯化一氯·五氨合钴（Ⅲ）　　　(4) 三氯·一氨合铂（Ⅱ）酸钾

(5) 六氯合锑（Ⅲ）酸铵　　　　　　　(6) 四氢合铝（Ⅲ）酸锂

(7) 三氯化三乙二胺合钴（Ⅲ）

解　(1) $[Pt(NH_3)_2Cl_2]$　　(2) $K_2[Co(NCS)_4]$　　(3) $[Co(NH_3)_5Cl]Cl_2$

　　　(4) $K[PtCl_3(NH_3)]$　　(5) $(NH_4)_3[SbCl_6]$　　(6) $Li[AlH_4]$

　　　(7) $[Co(en)_3]Cl_3$

三、习题精选

（一）是非题（在正确的括号内打"√"，在错误的括号内打"×"）

1. 配合物是由配离子和外界离子组成。（　　　）

2. 配合物的中心原子是金属离子。（　　　）

3. 配位体的数目就是中心离子的配位数。（　　　）

4. 配离子的电荷数等于中心离子的电荷数。（　　　）

5. $[Co(en)_3](NO_3)_3$ 的配位数是 3。

6. 在 $[Ni(NH_3)_6]^{2+}$ 溶液中加入乙二胺（en），将会有 $[Ni(en)_3]^{2+}$ 生成。（　　　）

7. 配合物中，提供孤对电子与中心原子形成配位键的分子或离子称为配位体或配体。（　　　）

8. 只有多齿配体与金属离子才能形成螯合物。（　　　）

9. 配合物的配体中与中心原子直接相连成键的原子称为配位原子。（　　　）

10. 氢氧化二氨合银（Ⅰ）的化学式是 $[Ag(NH_3)_2]OH$。（　　　）

11. 配合物 $[CrCl_2(H_2O)_4]Cl$ 的命名应为一氯化四水·二氯合铬（Ⅲ）。（　　　）

12. CO 分子中有多对孤对电子，CO 作配体形成的配合物为螯合物。（　　　）

13. 配合物 $H_2[PtCl_6]$ 应命名为六氯合铂（Ⅳ）酸。（　　　）

14. 配合物 $[Fe(CO)_5]$ 应命名为五（一氧化碳）合铁。（　　　）

15. 五氯·一氨合铂（Ⅳ）酸钾的化学式为 $K[PtCl_5(NH_3)]$。（　　　）

（二）选择题

1. 下列可以作为中心原子的是（　　　）。

　　A. Fe^{3+}　　　　　　B. NH_3　　　　　　C. H_2O　　　　　　D. CN^-

2. 下列可以作为配位体的是（　　　）。

　　A. Zn^{2+}　　　　　　B. Ag^+　　　　　　C. Fe^{3+}　　　　　　D. F^-

3. $K[CoCl_4]$ 的配位数是（　　　）。

A. 2   B. 4   C. 6   D. 8

4. $[Co(CN)_6]^{4-}$ 配离子中，中心离子的电荷数是（ ）。

    A. $+2$ B. $+4$ C. $+6$ D. -2

5. $[CoCl_2(NH_3)_4]Cl$ 的正确命名是（ ）。

    A. 氯化四氨·二氯合钴（Ⅲ）   B. 氯化二氯·四氨合钴

    C. 氯化二氯·四氨合钴（Ⅲ）   D. 氯化二氯·四氨合钴（Ⅲ）

6. $[Ni(en)_3]^{2+}$ 离子中镍的价态和配位数是（ ）。

    A. $+2$，3   B. $+3$，6   C. $+2$，6   D. $+3$，3

7. 下列化合物中，属于螯合物的是（ ）。

    A. $[Ni(en)_2]Cl_2$ B. $K_2[PtCl_6]$

    C. $(NH_4)[Cr(NH_3)_2(SCN)_4]$ D. $Li[AlH_4]$

8. 对于配合物 $[Cu(NH_3)_4][PtCl_4]$，下列叙述中错误的是（ ）。

    A. 前者是内界，后者是外界   B. 二者都是配离子

    C. 前者为正离子，后者为负离子   D. 两种配离子构成一个配合物

9. 化合物 $[Co(en)_3]Cl_3$ 的正确命名是（ ）。

    A. 三氯化三（乙二胺）钴   B. 三氯化三（乙二胺）合钴（Ⅲ）

    C. 三氯·三（乙二胺）钴（Ⅲ）   D. 三氯酸三（乙二胺）合钴（Ⅲ）

10. 配离子 $[CoCl(NO_2)(NH_3)_4]^+$ 的正确名称是（ ）

    A. 氯·硝基·四氨钴（Ⅲ）离子   B. 氯·硝基·四氨钴离子

    C. 一氯·一硝基·四氨合钴（Ⅲ）离子   D. 氯化硝基·四氨合钴（Ⅲ）离子

（三）填空题

1. 由_____与中心离子结合形成的具有_____结构的配合物叫_____，又叫螯合物。

2. 配合物 $Na[Co(SCN)_4]$ 中，内界是_____，外界是_____，内界与外界是以_____键结合；形成体是_____，配位体是_____，配位数是_____。

3. 配合物 $[Co(CN)_6]^{4-}$ 中，形成体是_____，配位体是_____，配位数是_____。

4. 配体是含有的_____分子或阴离子，直接同_____结合的原子称为配位原子。

5. 一般中心离子的配位数等于_____的数目，配位数通常有 2、4、6 和 8 几种情况，最常见的是_____和_____。

（四）指出下列配离子中中心离子的氧化态和配位数。

序 号	配离子化学式	中心离子氧化数	配位数
1	$[Zn(NH_3)_4]^{2+}$		
2	$[Cr(en)_3]^{3+}$		
3	$[Fe(CN)_6]^{3-}$		
4	$[Pt(CN)_4(NO_2)I]^{2-}$		
5	$[Pt(NH_3)_4(NO_3)Cl]^{2+}$		

（五）写出 $[Co(NH_3)_6]Cl_3$ 各部分的名称。

（六）根据化学式写出下列配合物的名称或根据名称写出化学式。

1. 硝酸二氨合银（Ⅰ）

2. 六氰合铁（Ⅱ）酸铁（Ⅲ）

3. 四氯合铂（Ⅱ）酸钾

4. 二氯·二氨·一乙二胺合钴（Ⅲ）离子

5. 硫酸四氨·二水合钴（Ⅲ）

6. $[Cu(CN)_4]^{2-}$

7. $[CoCl_2(NH_3)_3(H_2O)_2]Cl$

8. $[PtCl_2(en)]$

9. $K_4[Fe(CN)_6]$

10. $K_3[Fe(CN)_6]$

（郑永丽）

第五章　烃

一、本章要点

（一）有机化合物有关概念

碳氢化合物称为烃，烃及其衍生物称为有机化合物。

有机物中，碳原子都是 4 价，碳原子间可以单键相连，也可通过双键和三键相连；有机物中原子与原子联接的方式和顺序就是有机物的结构，表示有机物结构的式子叫结构式，分为实线式、结构简式、键线式和立体结构式等。

有机物分子式相同而结构式不同的现象叫同分异构现象；具有相同分子式，但结构和性质都不同的化合物称为同分异构体，简称异构体。

（二）饱和链烃

1. 烷烃的结构

分子中碳原子间都以单键相结合，其余价键都和氢原子相连接的开链烃称为烷烃，也称饱和链烃。凡结构和性质相似，在组成上相差一个或几个 CH_2 原子团的一系列化合物称为同系列，同系列中的各个化合物称为同系物。同系列中任何一个同系物分子式都可以用相同的通式表示。烷烃分子的通式为 C_nH_{2n+2}，烷烃中常有碳链异构。据烷烃中碳原子与其他碳原子之间结合方式不同，可将碳原子分为伯碳原子（1°）、仲碳原子（2°）、叔碳原子（3°）、季碳原子（4°）。

2. 烷烃的命名

烃分子中去掉一个氢原子的原子团称烃基，脂肪烃基常用—R 表示。有机化合物命名时常要依据基团的次序规则对不同基团排序。

简单的烷烃命名常用普通命名法，根据分子中碳原子总数及结构特点称为"正某烷"、"异某烷"及"新某烷"。

烷烃的系统命名法分为选主链、编号、写全名称三个步骤。命名原则可概括为"长、多、低"，即选择最长碳链为主链，使主链上连有尽可能多的取代基；编号时使取代基的位次最低，并遵循"最低系列"原则（取代基处于不同位次）和"次序规则"（取代基处于相同位次）；最后将取代基的位次号用阿拉伯数字表示，一个取代基对应一个位次，位次间用"，"隔开，取代基的数目用中文数字表示，阿拉伯数字与中文字间用"—"相连，写在母体名称之前。

3. 烷烃的化学性质

烷烃化学性质非常稳定，与强酸、强碱及常用的氧化剂、还原剂都不发生化学反应。但可在氧气中燃烧，一定条件下也可与卤素发生取代反应。烷烃的卤代反应历程是自由基反应，通常经过链的引发、链的增长、链的终止三个阶段。

（三）不饱和链烃

1. 不饱和链烃的结构

含碳碳双键的链烃叫烯烃，含碳碳三键的链烃叫炔烃。烯烃分子通式为 C_nH_{2n}，炔烃分子通式为 C_nH_{2n-2}。烯烃存在碳链异构、位置异构和顺反异构，炔烃存在碳链异构和位置异构。

2. 不饱和链烃的命名

不饱和链烃的系统命名法与烷烃相似，也分为选主链、编号、写全名称三个步骤。但主链要是含有官能团（双键、三键）的最长碳链，编号从靠近官能团一端开始，最后在主链名称前用阿拉伯数字分别标示取代基和官能团的位置。

3. 不饱和链烃的化学性质

烯烃和炔烃都很活泼，易发生加成、氧化、聚合等化学反应。其中主要性质是加成反应和氧化反应。

烯烃和炔烃可催化加氢、加卤素、加卤化氢和加水等，实验室中常用加溴反应鉴别不饱和烃与饱和烃，前者能与溴反应使之褪色，后者不能。当不对称的烯烃和炔烃加卤化氢时，遵循马尔科夫尼科夫规则，即氢加到含氢多的不饱和碳原子上。

烯烃和炔烃都可被高锰酸钾溶液氧化，也常用这一性质鉴别不饱和烃与饱和烃。

（四）脂环烃

单环烷烃的通式为 C_nH_{2n}，环烷烃的结构一般用键线式（相应的多边形）表示。单环烃的命名方法与烷烃相似，根据环中碳原子的数目称为"环某烷"，当环上有取代基时，应遵循"最低系列"原则使取代基的位次最小。环烷烃常温下与氧化剂不发生作用，但由于碳环结构的特殊性，使三元环和四元环易发生开环加成反应。

（五）苯系芳烃

苯是最简单的芳香烃，其分子式为 C_6H_6，其结构可用 [六边形] 或 [带圆圈六边形] 表示。由于共轭体系使苯的能量降低，故苯具有特殊的稳定性，难以加成和被氧化，可发生取代反应。

二、典型例题

1. 什么是结构式？举例说明常用的结构式有哪些？

解 有机物分子结构是指分子中各原子相互连接的次序、成键状态及彼此间的空间关系。分子的结构包括分子的构造、构型和构象。从广义上讲，结构式是表示有机物结构的式子；从狭义上讲，结构式就是构造式，即表示有机物分子中，各原子之间相互连接的方式和顺序的式子。正确书写、理解结构式是学好有机化学的必要基本。

常用的结构式有实线式、结构简式、键线式等，例如戊烷的各种结构式表示如下：

名称	实线式	结构简式	键线式
戊烷	H—C—C—C—C—C—H（各碳带H）	$CH_3CH_2CH_2CH_2CH_3$	∧∧

2. 什么是伯碳原子、仲碳原子、叔碳原子和季碳原子？指出 2,4,4-三甲基己烷中各碳原子的类型。

解 伯碳原子指只连接 1 个 C 的碳原子，常用 1° 表示；仲碳原子指连接 2 个 C 的碳原子（2°）；叔碳原子指连接 3 个 C 的碳原子（3°）；季碳指与 4 个碳共价的那个中心碳原子（4°）。2,4,4-三甲基己烷中各碳原子的类型如下：

$$H_3C \overset{1°}{-} \overset{3°}{HC} - \overset{2°}{CH_2} - \overset{4°}{C} - \overset{2°}{CH_2} - \overset{1°}{CH_3}$$

（主链上方 $H_3C\overset{1°}{}$，下方 $\overset{1°}{CH_3}$ 与 $\overset{1°}{CH_3}$）

3. 下列化合物系统命名对吗？如果不对请指出错误，并给出正确的名称。

(1) 3-二甲基己烷

(2) 2,3-2 甲基戊烷

(3) 3-异丙基己烷

(4) H_3C
     $H_3C{-}CH{-}CH{=}CH_2$ 2-甲基丁烯

(5) $H_3C{-}CH_2{-}C{\equiv}C{-}CH{-}CH_3$
                                CH_3 5-甲基-3-己炔

(6) H_3C CH_3
     H_3C 2,4,4-三甲基环戊烯

解 (1) 错。3 号碳原子上的两个甲基的位次都要写出来，中间以逗号隔开。正确的名称：3,3-二甲基己烷。

(2) 错。取代基的数目应该用汉字数字表示。正确的名称为：2,3-二甲基戊烷。

(3) 错。主链应该是取代基数目最多的碳链。正确的名称为：2-甲基-3-乙基己烷。

(4) 错。含官能团的有机物编号时，应该使官能团位次最低，且要用阿拉伯数字表示官能团的位次。正确的名称为：3-甲基-1-丁烯。

(5) 错。编号方向错误，当官能团处于碳链中央时，编号应使取代基具有较低位次。正确的名称为：2-甲基-3-己炔。

(6) 错。编号时应从双键碳开始，并使环上的取代基呈“最低系列”，如：

H_3C 4 CH_3
H_3C 3   5
     2 1

，所以正确的名称为：3,3,5-三甲基环戊烯。

4. 根据化学性质鉴别下列各组有机物。

(1) 甲苯、1-戊烯和正戊烷   (2) 乙苯、苯乙烯和苯

(3) 环己基苯和 1-苯基环己烯   (4) 环己烷、环己烯和甲苯

解

(1) 甲苯
     1-戊烯   —酸性 KMnO₄→ 褪色   —溴水→ —
     正戊烷   褪色   褪色
                            —

(1) 甲苯
     1-戊烯   —酸性 $KMnO_4$→ 褪色   —溴水→ 褪色
     正戊烷   —   —

(2) 乙苯
     苯乙烯   —酸性 $KMnO_4$→ 褪色   —溴水→ 褪色
     苯   褪色
                            —

(3) 环己基苯   —溴水→ —
     1-苯基环己烯   褪色

(4) 环己烷
     环己烯   —酸性 $KMnO_4$→ —   —溴水→ 褪色
     甲苯   褪色   —
                            褪色

三、习题精选

（一）是非题（在正确的括号内打“√”，在错误的括号内打“×”）

1. 碳碳双键是由 2 个 π 键组成的。（　　　）

2. 根据次序规则，—CH_2OH 比 —$\overset{\displaystyle O}{\overset{\|}{C}}$—H 的位次小。（　　）

3. 异丙基苯不可以被酸性高锰酸钾溶液氧化。（　　　）

4. 烷烃分子中的碳原子都是 sp^3 杂化，烯烃分子中的碳原子都是 sp^2 杂化。（　　　）

5. 不对称烯烃与卤化氢的加成反应遵循马氏规则。（　　　）

6. 烷烃和环烷烃的通式都是 C_nH_{2n+2}。（　　　）

7. 环丙烷与酸性高锰酸钾溶液不反应。（　　　）

8. 甲苯与硝酸反应可制备间硝基甲苯。（　　　）

（二）选择题

1. 下列说法正确的是（　　　）。

　　A. 碳碳三键中，有一个是 σ 键，一个 π 键

　　B. π 键与 σ 键一样可单独存在

　　C. σ 键较稳定，π 键不稳定，易断裂

　　D. 碳碳单键可以是 σ 键或者 π 键

2. 下列叙述中错误的是（　　　）。

　　A. 符合通式 C_nH_{2n} 的有机物都是同系物

　　B. 同系物之间有相似的化学性质

　　C. 碳原子个数相同的烷烃和炔烃的相对分子质量相差 4

　　D. 同系物不可能是同分异构体

3. CH_3OCH_3 与 CH_3CH_2OH 的关系是（　　　）。

　　A. 同系列　　　　　　B. 同系物　　　　　　C. 同位素　　　　　　D. 同分异构体

4. 下列化合物分子中同时含有伯碳原子、仲碳原子、叔碳原子、季碳原子的是
（　　　）。

　　A. 3-甲基戊烷　　　　　　　　　　　　　B. 2,2-二甲基丁烷

　　C. 2,2,2-三甲基丁烷　　　　　　　　　　D. 2,2,4-三甲基戊烷

5. 烯烃分子的官能团是（　　　）。

　　A. 碳碳单键　　　　B. 碳碳双键　　　　C. 碳碳三键　　　　D. 甲基

6. 磺化反应属于（　　　）。

　　A. 加成反应　　　　B. 取代反应　　　　C. 卤代反应　　　　D. 氧化反应

7. 下列各组化合物中是同分异构体的是（　　　）。

　　A. 氯苯和溴苯　　　B. 蒽和菲　　　　　C. 苯和萘　　　　　D. 甲基苯和乙基苯

8. 不能使溴水褪色的是（　　　）。

　　A. 丙烯　　　　　　B. 丙炔　　　　　　C. 环丙烷　　　　　D. 丙烷

9. 不能使高锰酸钾酸性溶液褪色的是（　　　）。

　　A. 1,3-丁二烯　　　B. 丙炔　　　　　　C. 戊烷　　　　　　D. 2-丁烯

10. 所有原子都在一条直线上的分子是（　　　）。

　　A. 乙烯　　　　　　B. 乙炔　　　　　　C. 乙烷　　　　　　D. 乙醇

11. 下列物质属于炔烃的化合物是（　　　）。

　　A. $CH_3CH_2C\equiv C—CH_3$　　　　　　　B. CH_3COCH_3

　　C. $C_6H_5—COOH$　　　　　　　　　　　D. $CH_3CH_2CH_2—OH$

12. 最简单的稠环芳香烃是（　　）。

　　A. 蒽　　　　　　　　B. 萘　　　　　　　　C. 菲　　　　　　　　D. 环戊烷多氢菲

13. 乙烯和水反应属于（　　）。

　　A. 取代反应　　　　B. 氧化反应　　　　C. 加成反应　　　　D. 还原反应

14. 能鉴别乙烷和乙烯的试剂是（　　）。

　　A. 氯化亚铜　　　　B. 高锰酸钾溶液　　C. 硝酸银　　　　　D. 氯化钡

15. 属于邻二甲苯的同分异构体的化合物是（　　）。

　　A. 甲苯　　　　　　B. 乙苯　　　　　　C. 溴苯　　　　　　D. 甲乙苯

16. 有机物 $CH_3—CH(CH_3)—CH(CH_3)—CH_2—CH_3$ 的名称是（　　）。

　　A. 2-甲基-3-甲基戊烷　　　　　　　　B. 二甲基戊烷

　　C. 2,3-二甲基戊烷　　　　　　　　　　D. 2,3-甲基戊烷

17. 下列化合物的名称错误的是（　　）。

　　A. 2-丁烯　　　　　　　　　　　　　　B. 2,3-二甲基-1-丙烯

　　C. 2-甲基-2-丁烯　　　　　　　　　　D. 2-甲基-1-戊烯

18. 下列说法不正确的是（　　）。

　　A. 甲烷较稳定，不易与强酸、强碱、强氧化剂作用

　　B. 乙烯较活泼，容易发生化学反应

　　C. 乙炔较活泼，容易发生加成反应

　　D. 苯和甲苯都不能使高锰酸钾褪色

（三）填空题

1. 只有碳氢两种元素组成的化合物称为_____；碳氢化合物及其衍生物称为_____。

2. _____相同，而_____不同的现象，称为同分异构现象。

3. 有机化合物分子中，C 原子通常以_____、_____、_____杂化轨道与其他原子形成共价键；烷烃中的碳原子均采用的是____杂化；乙烯分子中碳原子采用的是____杂化；乙炔分子中碳原子采用的是____杂化。

4. 成键时原子轨道重叠方式不同，有机物分子中共价键分为____、____两种。

5. 在有机化合物分子中，凡是分子组成只相差一个或几个____的化合物称为同系列，同系列中的化合物，互称为____。

6. 有机化合物分子中的 C 原子分为四种类型，分别是____、____、____、____。

7. 分子中含有 C=C 的不饱和烃，称为____，其通式为_____；分子中含有 C≡C 的不饱和烃，称为____，其通式为_____。

8. 具有烷烃性质的环状烃称为_____；最简单的芳香烃是_____。

（四）根据下列有机物结构式写出其名称，或根据有机物名称写出其结构式

1.
$$H_3C—\underset{\underset{CH_3}{|}}{\overset{\overset{CH_3}{|}}{C}}—CH_3$$

2.
$$H_2C=\underset{}{\overset{\overset{CH_3}{|}}{C}}—\underset{\underset{CH_3}{|}}{CH}—CH_3$$

3.
$$HC≡C—\underset{\underset{H_2C—CH_3}{|}}{CH}—CH_3$$

4.

5.

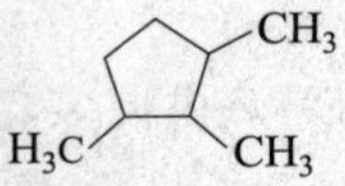

6.

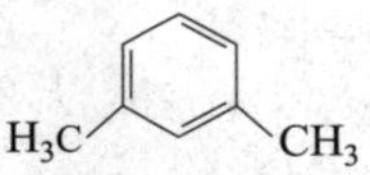

7. 2-戊烯　　　　8. 对硝基甲苯　　　　9. 3,4-二甲基-1-戊炔

10. 萘　　　　　11. 3-甲基环己烯　　　12. 2-甲基-3-乙基庚烷

（五）完成下列化学反应方程式

1. $HC\equiv C-CH_3 + 2HI \longrightarrow$

2. $H_2C=CH_2 + H_2O \xrightarrow[195℃, 20MPa]{H_3PO_4}$

3. $\triangle + Br_2 \longrightarrow$

4. 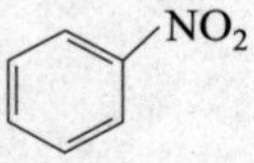 $+ HNO_3(发烟) \xrightarrow[\triangle]{浓H_2SO_4}$

5. 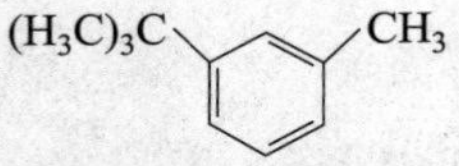 $\xrightarrow{KMnO_4, H^+}$

（六）根据化学性质鉴别下列各组有机物

1. 乙烷与乙烯　　　　　　　　2. 丙烯与环丙烷

3. 环丙烷与环己烷　　　　　　4. 环戊烯与环戊烷

5. 苯与乙苯　　　　　　　　　6. 环己烯与苯

（张　威）

第六章　醇、酚、醚

一、本章要点

（一）醇

1. 醇的结构

醇是脂肪烃、脂环烃或芳香烃侧链上的氢原子被羟基（—OH）取代而得的衍生物，醇的结构通式为 R—OH，其官能团为羟基，一般称为醇羟基。

醇的分类有多种情况，根据烃基种类不同，可进行如下分类：

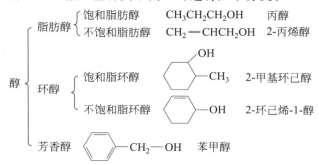

根据羟基数目不同，也可将醇分为一元醇和多元醇；根据羟基所连碳原子种类不同，又可将醇分为伯醇、仲醇、叔醇，它们在性质上基本相似，但也有个别性质略有差异。

2. 醇的命名

饱和醇的命名是选择连有羟基的碳原子在内的最长碳链为主链，支链为取代基，根据主链碳原子的数目称为"某醇"；从靠近羟基的一端开始将主链的碳原子依次用阿拉伯数字编号；将取代基的位次、数目、名称及羟基位次写在主链名称"某醇"前面。

不饱和醇的命名应选择连有羟基的碳原子和不饱和键在内的最长碳链为主链，从最靠近羟基的一端开始编号，根据主链碳原子的数目称为"某烯醇"或"某炔醇"，并分别在烯、醇字前面分别用阿拉伯数字标明不饱和键及羟基的位置，这样得到母体的名称，再于母体名称的前面加上取代基的名称和位置。

多元醇命名时，应选择含羟基尽可能多的碳链为主链，根据羟基的数目称为二醇、三醇等，并标明羟基的位置。

芳香醇命名时，可将芳香基团作为取代基。

3. 醇的性质

醇的化学性质主要由官能团羟基（—OH）决定，其化学反应主要发生在羟基上。

（1）O—H 键的断裂　醇与活泼金属反应，生成盐，并放出氢气。

（2）C—O 键的断裂　C—O 键断裂的反应包括醇的脱水生成烯烃或醚，以及醇与无机含氧酸反应生成无机含氧酸酯。

（3）α-H 的反应　C—H 键的断裂包括醇的氧化和脱氢反应。醇在高锰酸钾、重铬酸钾等氧化剂，或 Ag、Cu 等金属催化剂的条件下，可分别发生加氧氧化和脱氢氧化。叔醇分子

中 α-C 上没有 H 原子，所以在相同条件下不发生氧化。

（二）酚

1. 酚的结构

酚可以看作是芳香环上的 H 原子被羟基取代而得的衍生物。酚结构中的羟基可称为酚羟基，是酚的官能团。

2. 酚的化学性质

（1）酚的弱酸性　酚具有弱酸性，其酸性比醇强，但比碳酸弱。因此，酚能与 NaOH 反应，生成酚钠，但不能与 $NaHCO_3$ 反应。

（2）酚的显色反应　酚类化合物能与氯化铁发生显色反应，不同的酚显现不同的颜色，故此类反应常用来鉴别酚类。

（3）芳环上的亲电取代反应　酚羟基能使苯环活化，是较强的邻、对位定位基团，因此在酚羟基的邻位和对位上很容易发生亲电取代反应，如卤代、硝化、磺化等。

（4）酚的氧化反应　酚类化合物容易被氧化，生成醌类化合物。

（三）醚

醚可以看作是醇或酚分子中羟基上的氢原子被烃基取代而得的衍生物。醚分子中的 C—O—C 键称为醚键，是醚的官能团。由于醚不存在氢键，因而醚不溶于水，且醚的沸点与相对分子质量相近的烷烃近似，但比相同相对分子质量的醇要低得多。醚的化学性质不活泼，其稳定性仅次于烷烃，不易进行一般的有机反应。醚能与强酸反应，生成锌盐，能溶于强酸中。

（四）硫醇和硫醚

1. 硫醇

硫醇可看作是烃分子中的氢原子被巯基（—SH）官能团所取代的化合物。硫醇的化学性质如下。

（1）弱酸性　硫醇具有弱酸性，酸性比相应的醇强，不但能与氢氧化钠等碱反应，生成相应的硫醇盐，还能与重金属汞、银、铅、铜等反应，生成不溶于水的硫醇盐。因此，利用硫醇与重金属离子作用生成稳定无毒的盐的性质，某些硫醇可被用作重金属中毒的解毒剂。

（2）氧化反应　硫醇比醇更容易被氧化，生成二硫化物。二硫化合物又可以被还原而生成硫醇。

2. 硫醚

硫醚可看作是醚分子中的氧原子被硫原子所替代的化合物。硫醚能发生氧化反应，首先生成亚砜，进一步氧化生成砜。

二、典型例题

1. 下列物质的沸点随分子量的增加而降低，为什么？

$$\begin{array}{ccc}
CH_2OH & CH_2OCH_3 & CH_2OCH_3 \\
| & | & | \\
CH_2OH & CH_2OH & CH_2OCH_3 \\
\text{b. p.} \quad 197℃ & 125℃ & 84℃
\end{array}$$

解　醇分子中的羟基能在分子间形成氢键，因此，羟基越多，形成的氢键越多，分子间的作用力越强，沸点越高。甲醚的形成导致形成氢键的能力减弱，从而沸点降低。

2. 金属钠可用于去除苯中所含的痕量水，但不宜用于去除乙醇中所含的水，为什么？

解　乙醇的酸性足以与 Na 发生反应。而苯与 Na 不反应。

$$2C_2H_5OH + Na \longrightarrow 2C_2H_5ONa + H_2 \uparrow$$

3. 命名下列化合物：

(1) 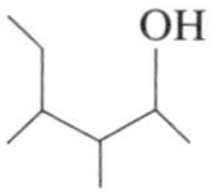 　　(2) 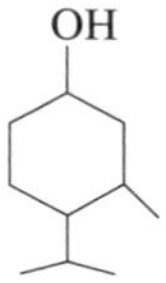 　　(3)

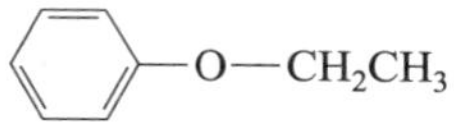

(4) 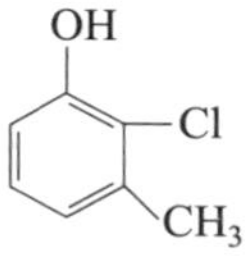 　　(5) 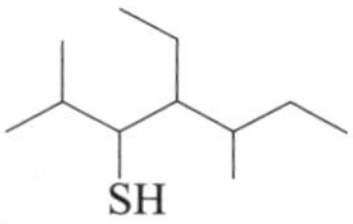 　　(6) $CH_3-S-CH(CH_3)_2$

解　（1）3,4-二甲基-2-己醇　　　　　（2）3-甲基-4-异丙基环己醇

　　　（3）苯乙醚　　　　　　　　　　　（4）3-甲基-2-氯苯酚

　　　（5）2,5-二甲基-4-乙基-3-庚硫醇　（6）甲异丙硫醚

4. 完成下列反应方程式：

(1) 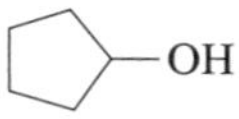 $\xrightarrow{\text{KMnO}_4}$

(2) $\underset{\quad\ \ \overset{|}{OH}\quad\quad\ \overset{|}{CH_3}}{CH_3CH-CHCH_2CH_3}\xrightarrow[170℃]{H_2SO_4}$

(3) 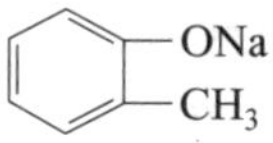 $+ CO_2 + H_2O \longrightarrow$

(4) 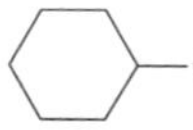 $-OH + HNO_3 \longrightarrow$

(5) 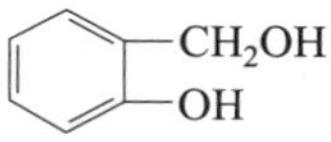 $+ NaOH \longrightarrow$

解

(1) 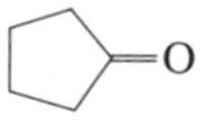 　　(2) $\underset{\qquad\ \ \overset{|}{CH_3}}{CH_3CH=CHCH_2CH_3}$　　(3)

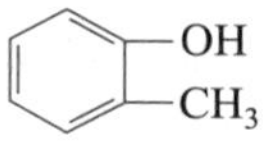

(4) 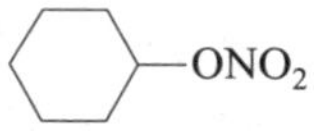 　　(5)

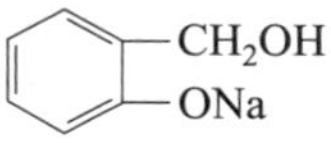

三、习题精选

(一) 是非题（在正确的括号内打"√"，在错误的括号内打"×"）

1. 烃分子结构中的氢原子被羟基取代的产物就是醇。（　　　）

2. CH_3CH_2OH 属伯醇，$(CH_3)_2CHOHCH_3$ 属仲醇，$(CH_3)_3COH$ 属叔醇。（　　　）

3. 只要是醇，就一定能发生氧化反应。（　　　）

4. 下列物质的酸性强弱是：碳酸＞苯酚＞乙醇＞水。（　　　）

5. $\underset{\qquad\quad\overset{\overset{\textstyle CH_3}{|}}{\ }}{CH_3-C=CH-OH}$　遇氯化铁能发生显色反应。（　　　）

6. 在水溶液中，乙醇比乙硫醇更易与水分子形成氢键，因此，乙醇在水中的溶解度比乙硫醇要小得多。（　　　）

7. 醇在酸性加热条件下发生分子内脱水时遵循查依采夫规则。（　　　）

8. 邻甲苯酚与苯甲醇互为同分异构体。（   ）

（二）选择题

1. 下列含有羟基的化合物中，属于伯醇的是（   ）。

   A. ⬡—OH   B. ⬡—CH_2—OH   C. HO—△—OH   D. ⬠（CH_3，OH）

2. 下列化合物中沸点最高的是（   ）。

   A. 甲醚   B. 正戊烷   C. 乙醇   D. 正戊醇

3. 下列各组物质互为同分异构体的是（   ）。

   A. 甲醚和乙醇   B. 丙三醇和丁二醇

   C. 2-丁醇和异丁醇   D. 苯酚和邻甲酚

4. 下列分子中只含有酚羟基的是（   ）。

   A. ⬡（OH，CH_2—OH）   B. ⬡（OH，OH）   C. ⬡⬡（OH，OH）   D. ⬠—OH

5. 下列各组物质中，互为同分异构体，且仅属于官能团位置异构的是（   ）。

   A. 甲乙醚和乙醚   B. 苯酚和对甲苯酚

   C. 正丙醇和异丙醇   D. 环己醇和 2-甲基环戊醇

6. 化合物 $(CH_3)_2CHCH_2C(CH_3)_2CH_2CHOHCH_3$ 的正确名称是（   ）。

   A. 4,4,6-三甲基-2-庚醇   B. 4,4,6-三甲基-2-己醇

   C. 2,4,4-三甲基-6-庚醇   D. 2,4,4-三甲基-6-己醇

7. 下列反应中属于醇的性质的是（   ）。

   A. 能与 Cu 单质反应   B. 能与金属 Na 反应

   C. 能与 NaOH 反应   D. 不能与 HNO_3 反应

8. 2-甲基-3-戊醇在浓硫酸条件下加热，发生分子内脱水，则反应得到的产物是（   ）。

   A. 2-甲基-4-戊烯   B. 4-甲基-1-戊烯

   C. 4-甲基-2-戊烯   D. 2-甲基-2-戊烯

9. 下列化合物发生氧化反应，能生成酮的是（   ）。

   A. ⬡—CH_2—OH   B. ⬠—OH   C. ⬡—OH   D. CH_3—C（CH_3，CH_3）—OH

10. 下列化合物中酸性最强的是（   ）。

    A. 乙醇   B. 异丙醇   C. 叔丁醇   D. 乙硫醇

11. 下列属于酚的性质的是（   ）。

    A. 能与 $NaHCO_3$ 反应   B. 能与 HBr 反应

    C. 能与 H_2CO_3 反应   D. 能与 NaOH 反应

12. 下列物质中，既能与金属钠反应，又能与 NaOH 反应的是（   ）。

    A. CH_3CH_2OH B. CH_3—O—CH_3 C. CH_3CH_2SH D. CH_3—S—CH_3

13. 下列各组化合物，既能用氯化铁，又能用高锰酸钾试剂鉴别的是（   ）。

    A. 苯酚与环己烯   B. 乙硫醇与丙三醇

    C. 乙烷与乙烯   D. 乙醚与苯酚

14. 下列化合物中，能使氯化铁溶液显色的是（   ）。

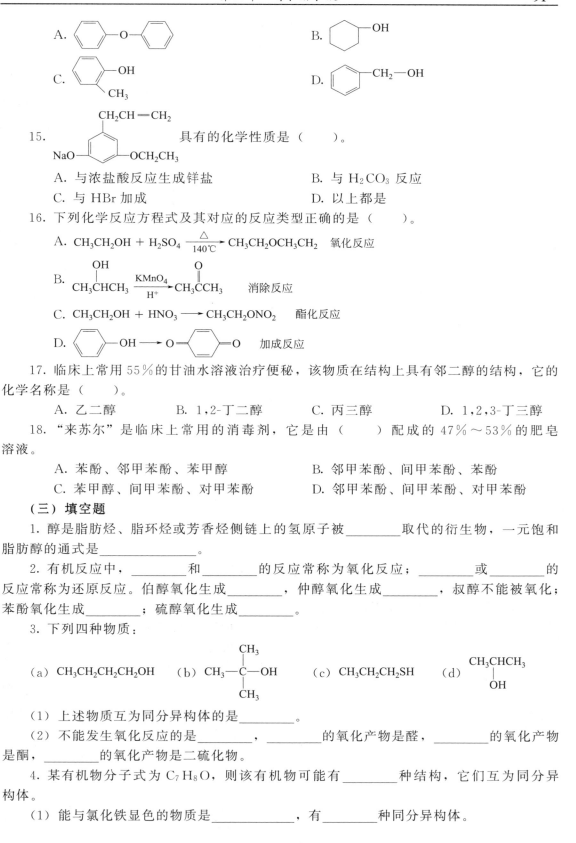

A. （结构式：二苯醚）　　　　　B. （结构式：环己醇 OH）

C. （结构式：邻甲苯酚 OH、CH₃）　　　D. （结构式：苯甲醇 CH₂—OH）

15. （结构式：含 CH₂CH=CH₂、NaO、OCH₂CH₃ 的苯环）　　具有的化学性质是（　　　）。

A. 与浓盐酸反应生成锌盐　　　　　B. 与 H_2CO_3 反应

C. 与 HBr 加成　　　　　　　　　D. 以上都是

16. 下列化学反应方程式及其对应的反应类型正确的是（　　　）。

A. $CH_3CH_2OH + H_2SO_4 \xrightarrow[140℃]{\triangle} CH_3CH_2OCH_3CH_2$　氧化反应

B. $CH_3\overset{OH}{\underset{|}{C}HCH_3} \xrightarrow[H^+]{KMnO_4} CH_3\overset{O}{\overset{||}{C}}CH_3$　消除反应

C. $CH_3CH_2OH + HNO_3 \longrightarrow CH_3CH_2ONO_2$　酯化反应

D. （苯酚）—OH ⟶ （对苯醌）O=...=O　加成反应

17. 临床上常用 55% 的甘油水溶液治疗便秘，该物质在结构上具有邻二醇的结构，它的化学名称是（　　　）。

A. 乙二醇　　　　B. 1,2-丁二醇　　　　C. 丙三醇　　　　D. 1,2,3-丁三醇

18. "来苏尔"是临床上常用的消毒剂，它是由（　　　）配成的 47%～53% 的肥皂溶液。

A. 苯酚、邻甲苯酚、苯甲醇　　　　　B. 邻甲苯酚、间甲苯酚、苯酚

C. 苯甲醇、间甲苯酚、对甲苯酚　　　D. 邻甲苯酚、间甲苯酚、对甲苯酚

（三）填空题

1. 醇是脂肪烃、脂环烃或芳香烃侧链上的氢原子被_____取代的衍生物，一元饱和脂肪醇的通式是_____。

2. 有机反应中，_____和_____的反应常称为氧化反应；_____或_____的反应常称为还原反应。伯醇氧化生成_____，仲醇氧化生成_____，叔醇不能被氧化；苯酚氧化生成_____；硫醇氧化生成_____。

3. 下列四种物质：

（a）$CH_3CH_2CH_2CH_2OH$　（b）$CH_3-\overset{CH_3}{\underset{CH_3}{\overset{|}{\underset{|}{C}}}}-OH$　（c）$CH_3CH_2CH_2SH$　（d）$CH_3\overset{}{\underset{OH}{\overset{|}{C}HCH_3}}$（ CH_3CHCH_3 下 OH）

（1）上述物质互为同分异构体的是_____。

（2）不能发生氧化反应的是_____，_____的氧化产物是醛，_____的氧化产物是酮，_____的氧化产物是二硫化物。

4. 某有机物分子式为 C_7H_8O，则该有机物可能有_____种结构，它们互为同分异构体。

（1）能与氯化铁显色的物质是_____，有_____种同分异构体。

（2）能与强酸反应生成锌盐的物质是 ＿＿＿＿＿＿＿＿＿＿＿，其结构式为＿＿＿＿＿。

（3）能与金属钠反应，但不能与氢氧化钠反应的物质是 ＿＿＿＿，其结构式为＿＿＿＿＿。

5. 最简单的醇是 ＿＿＿＿，俗名为 ＿＿＿＿＿；最简单的酚是 ＿＿＿＿，俗名为＿＿＿＿＿。

（四）根据下列有机物结构式写出其名称，或根据有机物名称写出其结构式

1. $CH_3CH_2\underset{\underset{OH}{|}}{\overset{\overset{CH_2CH_3}{|}}{C}}CH_3$

2. $CH_3\underset{\underset{CH_3}{|}}{\overset{\overset{CH_3}{|}}{C}}-OH$

3. $CH_3\underset{\underset{CH_2CH=CH_2}{|}}{\overset{\overset{CH_2CH=CH_2}{|}}{C}}-OH$

4. $CH_3C\equiv C\underset{\underset{CH_3}{|}}{C}HCH_2OH$

5.

6. $CH_3-\!\!\!\!\!\!\bigcirc\!\!\!\!\!\!-CH_2OH$

7. 儿茶酚

8. 1-苯基-2-丙醇

9. 5,5-二甲基-3-己醇

10. 3-甲基-2-己硫醇

11. 苯异丙醚

12. 乙异丙硫醚

（五）完成下列化学反应方程式

1. $CH_3\underset{\underset{CH_3}{|}}{\overset{\overset{CH_3}{|}}{C}}-OH \xrightarrow[\triangle]{浓H_2SO_4}$

2. $CH_3CH_2CH_2OH + HNO_3 \longrightarrow$

3. $H_3C-\!\!\!\!\!\!\bigcirc\!\!\!\!\!\!\overset{OH}{} + Br_2 \longrightarrow$

4. $\bigcirc\!\!\!-SH + NaOH \longrightarrow$

5. $\underset{\underset{CH_2-OH}{|}}{\overset{\overset{CH_2-SH}{|}}{C}}H-SH \xrightarrow{Hg^{2+}}$

（六）根据化学性质鉴别下列各组有机物

1. 乙醇与庚烷

2. 异丙醇与甲乙醚

3. 正丙醇与叔丁醇

4. 苯酚与乙醚

5. 2,3-丁二醇与 2,4-丁二醇

6. 对甲苯酚与苯甲醇

（许小青）

第七章　醛、酮

一、本章要点

（一）醛、酮的结构特点

醛、酮是一类非常重要的有机化合物，其官能团为羰基为 $-\overset{\displaystyle O}{\overset{\|}{C}}-$ ，羰基碳原子为 sp^2 杂化，由于氧原子电负性较大，羰基中的 π 键是极化的，具有极性。

（二）醛、酮的命名

对于简单的醛、酮可采用普通命名法。醛的普通命名法与醇相似，根据碳原子个数相应称为"某醛"。酮的普通命名法是根据与羰基所连的两个烃基来命名。

醛、酮的系统命名法可分为选主链、编号、写全名称三个步骤：即选择含有羰基在内的最长的碳链为主链相应称为某醛（或某酮）；从靠近羰基的一侧对主链中的碳原子进行编号；将取代基按其所在的位次、数目、名称写在母体醛、酮之前。

（三）醛、酮的化学性质

醛、酮的化学反应主要集中在两个部位：羰基和 α-H。羰基由于极性，容易受亲核试剂进攻，发生亲核加成反应。此外碳氧不饱和键还能够发生氧化、还原反应。另一反应部位 α-H，由于羰基的吸电子作用，导致醛、酮 α-H 具有一定活性，主要表现为发生卤代反应和羟醛缩合反应。

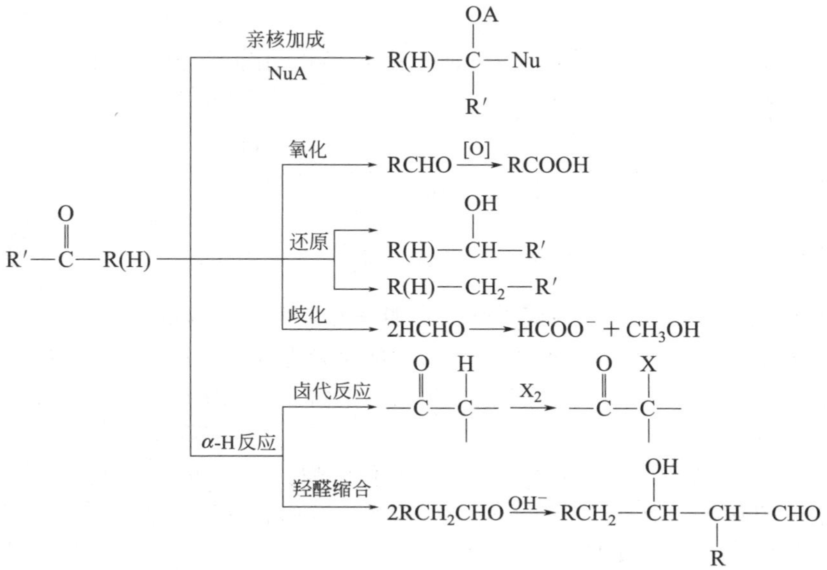

上述反应可简单归纳如下。

1. 羰基的亲核加成反应

（1）与氢氰酸加成

$$\text{C=O} + HCN \Longrightarrow \text{C}\overset{OH}{\underset{CN}{\diagup}}$$

（2）与醇加成

$$\underset{H}{\overset{R'}{\diagdown}}\text{C=O} + ROH \xrightarrow{\text{干}HCl} R'-\underset{H}{\overset{OH}{\underset{|}{\overset{|}{C}}}}-OR \xleftarrow{ROH, H^+} R'-\underset{H}{\overset{OR}{\underset{|}{\overset{|}{C}}}}-OR + H_2O$$

半缩醛   缩醛

（3）与氨的衍生物加成

$$\underset{(H)R'}{\overset{R}{\diagdown}}\text{C=O} + H_2N-G \longrightarrow \underset{(H)R'}{\overset{R}{\diagdown}}\text{C=N}-G + H_2O$$

2. 氧化还原反应

（1）与托伦试剂反应

$$(Ar)RCHO + 2[Ag(NH_3)_2]OH \xrightarrow{\triangle} (Ar)RCOONH_4 + 2Ag\downarrow + 3NH_3\uparrow + H_2O$$

（2）与斐林试剂反应

$$RCHO + 2Cu^{2+} + NaOH + H_2O \xrightarrow{\triangle} RCOONa + Cu_2O\downarrow + 4H^+$$

（3）还原反应

$$R-\overset{O}{\overset{\|}{C}}-H + H_2 \xrightarrow[\triangle]{Pt} R-\overset{OH}{\underset{|}{\overset{|}{C}}H}-H$$

$$R-\overset{O}{\overset{\|}{C}}-R' + H_2 \xrightarrow[\triangle]{Pt} R-\overset{OH}{\underset{|}{\overset{|}{C}}H}-R'$$

3. α-H 的反应

（1）卤代和卤仿反应

$$CH_3\overset{O}{\overset{\|}{C}}-H(R) \xrightarrow{X_2+NaOH} CH_3\overset{O}{\overset{\|}{C}}-H(R) \xrightarrow{NaOH} (H)RCOONa + CHX_3$$

（2）羟醛缩合反应

$$CH_3\overset{O}{\overset{\|}{C}}-H + H-CH_2CHO \xrightarrow{\text{稀}OH^-} CH_3\overset{OH}{\underset{|}{CH}}CH_2CHO$$

二、典型例题

1. 简述烯烃的官能团 C＝C 与醛、酮的官能团 C＝O 键之间的异同点。

解 二者都能发生加成反应。但 C＝C 发生的是亲电加成反应，而 C＝O 发生的是亲核加成反应。主要是由于羰基中，氧的电负性比碳的电负性大，使羰基中的碳原子带有部分正电荷，易受亲核试剂进攻。

2. 羰基化合物的结构特征对它的化学性质有何影响？

解 羰基中的碳原子带有部分正电荷，可被亲核试剂进攻发生亲核加成反应。羰基具有吸电子作用，使醛、酮的 α-H 具有弱酸性，此外 α-H 还可以发生卤代反应。另外，醛、酮的羰基可进一步发生氧化或还原反应。

3. 完成下列反应方程式并写出主要产物

（1）$CH_3CH_2CHO \xrightarrow{OH^-}$

（2） $2CH_3COCH_3 + NH_2NH_2 \longrightarrow$

（3）

$$\underset{\underset{CH_3}{|}}{\overset{CH_3}{\overset{|}{H_3C-C-}}}\overset{O}{\overset{\|}{C}}-CH_3 + 2I_2 + 2NaOH \longrightarrow$$

（4）

$+ HCN \longrightarrow$

解　（1）含有 α-H 的醛在稀碱条件下，可以发生分子间的羟醛缩合反应，其反应结果为一分子羰基化合物的 α-氢原子加到另一个分子的羰基氧原子上，其余部分加在羰基碳原子上，生成 β-羟基醛或 β-羟基酮。

$$2CH_3CH_2CHO \xrightarrow{OH^-} \underset{\underset{H}{|}}{\overset{OH}{\overset{|}{CH_3CH_2CH-}}}\overset{CH_3}{\overset{|}{C}}-CHO$$

（2）羰基能够与胺的衍生物发生加成、脱水反应形成含有 $\diagdown C=N-$ 结构的化合物。肼与丙酮反应能够生成腙，腙的氨基可再与一分子的酮发生反应，生成连氮化合物。

$$\underset{CH_3}{\overset{O}{\overset{\|}{CH_3C}}}CH_3 \xrightarrow{NH_2NH_2} \overset{H_3C}{\underset{H_3C}{\diagup}}C=N-NH_2 \xrightarrow{CH_3COCH_3} \overset{H_3C}{\underset{H_3C}{\diagup}}C=N-N=C\overset{CH_3}{\underset{CH_3}{\diagdown}}$$

（3）对于具有 $\underset{CH_3C}{\overset{O}{\overset{\|}{}}}$ 构造的羰基化合物在碱性条件下与卤素可发生卤仿反应。即首先生成三卤代甲基酮，三卤代甲基酮在碱存在下，发生亲核加成-消除反应，得到三卤代物，三卤代物在碱性溶液中不稳定，立即分解成三卤甲烷（卤仿）和少一个碳原子的羧酸盐

$$\underset{\underset{CH_3}{|}}{\overset{CH_3}{\overset{|}{H_3C-C-}}}\overset{O}{\overset{\|}{C}}-CH_3 + 3I_2 + 4NaOH \longrightarrow \underset{\underset{CH_3}{|}}{\overset{CH_3}{\overset{|}{H_3C-C-}}}\overset{O}{\overset{\|}{C}}-ONa + CHI_3\downarrow + 3NaI + 3H_2O$$

（4）醛、脂肪族甲基酮和八个碳原子以下的环酮能与氢氰酸发生加成反应，生成的产物称为氰醇（ α-羟基腈）。

$+ HCN \longrightarrow$

4. 根据化学性质鉴别下列各组有机物

（1）乙醇、丁醇　　　　　　　　　　（2）苯甲醛、甲醛和丙酮
（3）丙酮、3-戊酮和二苯酮　　　　　（4）乙醛、丙醛和苯甲醛

解

（1）
$$\left.\begin{array}{l}乙醇 \\ 丁醇\end{array}\right\} \xrightarrow{NaOH+I_2} \begin{array}{l}CHI_3\downarrow（黄色沉淀）\\ —\end{array}$$

（2）
$$\left.\begin{array}{l}苯甲醛 \\ 甲醛 \\ 丙酮\end{array}\right\} \xrightarrow{托伦试剂} \begin{array}{l}银镜反应 \\ 银镜反应 \\ —\end{array} \xrightarrow{斐林试剂} \begin{array}{l}— \\ 砖红色沉淀\end{array}$$

（3）$\left.\begin{array}{l}\text{丙酮}\\\text{3-戊酮}\\\text{二苯酮}\end{array}\right\}$ $\xrightarrow{\text{NaOH}+\text{I}_2}$ $\left\{\begin{array}{l}\underline{\hspace{1cm}}\ \text{CHI}_3\downarrow\ \text{（黄色沉淀）}\\[6pt]\underline{\hspace{1cm}}\ \xrightarrow{\text{亚硫酸氢钠}}\ \text{白色结晶}\end{array}\right.$

（4）$\left.\begin{array}{l}\text{乙醛}\\\text{丙醛}\\\text{苯甲醛}\end{array}\right\}$ $\xrightarrow{\text{NaOH}+\text{I}_2}$ $\left\{\begin{array}{l}\underline{\hspace{1cm}}\ \text{CHI}_3\downarrow\ \text{（黄色沉淀）}\\[6pt]\underline{\hspace{1cm}}\ \xrightarrow{\text{斐林试剂}}\ \text{砖红色沉淀}\end{array}\right.$

三、习题精选

（一）选择题

1. 下列化合物能发生碘仿反应的是（　　　）。
   A. 甲醛　　　　　　B. 乙醇　　　　　　C. 3-戊醇　　　　　　D. 2-甲基丙醛

2. 下列化合物在碱性条件下容易发生羟醛缩合反应的是（　　　）。
   A. HCHO　　　　　B. CH_3COCH_3　　　C. 苯甲醛　　　　　D. CH_3CHO

3. 对于 $\underset{H_3C-\overset{\overset{\displaystyle C_2H_5}{|}}{C}=CH-\overset{\overset{\displaystyle O}{\|}}{C}-CH_3}{}$ 命名正确的是（　　　）。

   A. 4-甲基-3-戊烯-2-酮　　　　　　　　B. 4-甲基-3-己烯-2-酮
   C. 3-甲基-3-己烯-5-酮　　　　　　　　D. 4-甲基-4-己烯-2-酮

4. 下列化合物能被斐林试剂氧化的是（　　　）。
   A. 乙醛　　　　　　B. 苯甲醛　　　　　C. 丙酮　　　　　　D. 戊二酮

5. 下列化合物能发生银镜反应的是（　　　）。

   A. CH_3COCH_3　　B. CH_3CH_2OH　　C. HCHO　　　　　D. $CH_3\overset{\overset{\displaystyle O}{\|}}{C}CH_2CH_3$

6. 福尔马林溶液是指（　　　）的水溶液。
   A. 甲醛　　　　　　B. 乙醛　　　　　　C. 苯甲醛　　　　　D. 丙酮

7. 醛、酮的官能团为（　　　）。
   A. 羟基　　　　　　B. 羧基　　　　　　C. 羰基　　　　　　D. 酰基

8. 下列化合物能与斐林试剂反应生成砖红色沉淀的是（　　　）。
   A. HCHO　　　　　B. CH_3CH_2CHO　　C. CH_3COCH_3　　D. CH_3CH_2OH

9. 下列化合物属于缩醛结构的是（　　　）。

   A. $\underset{CH_3CHCH_2CH_3}{\overset{\overset{\displaystyle OH}{|}}{\ }}$　　B. $\underset{H_3C-CH-OC_2H_5}{\overset{\overset{\displaystyle OH}{|}}{\ }}$　　C. $\underset{\underset{H}{|}}{\overset{\overset{\displaystyle OCH_3}{|}}{C_2H_5-C-OCH_3}}$　　D. $\underset{H_3C-CH-OH}{\overset{\overset{\displaystyle OH}{|}}{\ }}$

10. 醛与胺的衍生物发生反应，生成含有 $>C=N-NH_2$ 结构的化合物称为（　　　）。
    A. 肟　　　　　　　B. 肼　　　　　　　C. 腙　　　　　　　D. 缩氨脲

11. CH_3CH_2CHO 与 CH_3COCH_3 的关系为（　　　）。
    A. 同系物　　　　　B. 同系列　　　　　C. 同位素　　　　　D. 同分异构体

12. 下列化合物能够发生羟醛缩合反应的是（　　　）。

    A. CH_3CHO　　B. ⟨苯环⟩—CHO　　C. HCHO　　　　　D. ⟨二苯甲酮结构⟩

13. 醛与硝酸银的氨溶液的反应属于（ ）。
　　A. 加成反应　　　　B. 取代反应　　　　C. 卤代反应　　　　D. 氧化反应

14. 甲醛俗称为（ ）。
　　A. 乙醛　　　　　　B. 蚁醛　　　　　　C. 香草醛　　　　　D. 视黄醛

15. 下列说法不正确的是（ ）。
　　A. 醛和酮的官能团都是羰基，所以其化学性质完全相同
　　B. 利用托伦试剂可鉴别脂肪醛和酮
　　C. 利用斐林试剂可鉴别脂肪醛和芳香醛
　　D. 含有 $\underset{H_3C-CH-}{\overset{OH}{|}}$ 结构的化合物能够发生碘仿反应

16. 下列化合物中互为同分异构体的是（ ）。
　　A. 甲醇和甲醛　　B. 丙醇和丙醚　　　C. 丙醛和丙酮　　　D. 戊烷和环戊烷

17. 醛和酮的分子中都含有的官能团是（ ）。
　　A. 醛基　　　　　　B. 烃基　　　　　　C. 羟基　　　　　　D. 羰基

18. 分子结构中不含双键的化合物是（ ）。
　　A. 乙烯　　　　　　B. 乙醇　　　　　　C. 乙醛　　　　　　D. 丙酮

19. 乙醛与氢气的反应为（ ）。
　　A. 取代反应　　　　B. 加成反应　　　　C. 氧化反应　　　　D. 缩合反应

20. 区别醛和酮可利用托伦试剂或斐林试剂是因为（ ）。
　　A. 醛具有较强的氧化性　　　　　　　　B. 醛具有较强的还原性
　　C. 酮具有较强的氧化性　　　　　　　　D. 酮具有较强的还原性

（二）填空题

1. 醛、酮的官能团为_____，其中—CHO又称为_____基，是醛的官能团。

2. _____的酮能与HCN发生加成反应。

3. 福尔马林溶液具有杀菌防腐能力，其主要组成成分为_____。

4. 醛能与托伦试剂的反应又称为_____。

5. 斐林试剂与醛反应灵敏，其反应现象为_____。

6. 最简单的醛为_____，最简单的酮为_____。

7. 醛加氢还原生成_____，酮加氢还原生成_____。

8. 丙酮可与碘的氢氧化钠溶液作用生成_____，该反应称为_____反应。

（三）根据下列有机物结构式写出其名称，或根据有机物名称写出其结构式

1. $\underset{CH_3}{\overset{CH_3}{CH_3CHCH_2CHO}}$　　2. $\underset{CH_3}{\overset{CH_3}{\text{〇}-CHCH=CHCHO}}$　　3. 〇=N—OH

4. 〇=O (H₃C取代的环己酮)　　5. CH₃CH=CHCHO　　6. H₂C=CHCH₂CCH₃ (含O)　　7. 环戊酮 CH₃CH₃取代

8. 2,4-戊二酮　　9. 4-硝基苯甲醛　　10. 环己酮肟

（四）完成下列化学反应方程式

1. $\underset{CH_3CCH_3}{\overset{O}{\|}}$ + HCN ⟶

2. H_3C—⟨benzene⟩—$CHO \xrightarrow[\triangle]{Pt/H_2}$

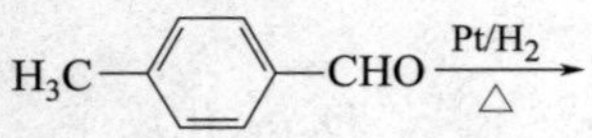

3. $CH_3CHO + 2CH_3OH \xrightarrow{H^+}$

4. 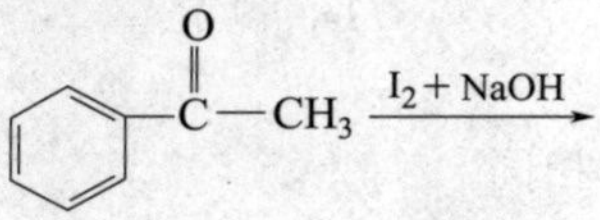 ⟨benzene⟩—$\overset{O}{\overset{\|}{C}}$—$CH_3 \xrightarrow{I_2 + NaOH}$

5. $CH_3CH\!=\!CHCHO \xrightarrow{Pt/H_2}$

6. 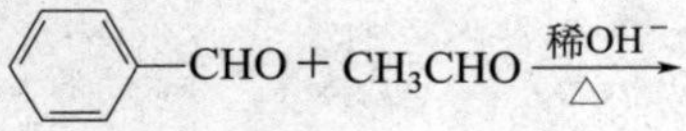 ⟨benzene⟩—$CHO + CH_3CHO \xrightarrow[\triangle]{稀OH^-}$

7. $CH_3\overset{O}{\overset{\|}{C}}CH_3 + H_2N\!-\!OH \longrightarrow$

8. $H_3C\!-\!\overset{OH}{\underset{|}{CH}}\!-\!CH_3 \xrightarrow{NaOI}$

（五）根据化学性质鉴别下列各组有机物

1. 乙醇和丙醇　2. 丙酮和苯甲醛　3. 2-戊酮和 3-戊酮　4. 甲醛和丁醛

（石　云）

第八章　羧酸和取代羧酸

一、本章要点

（一）羧酸和取代羧酸的概念

分子中含有羧基（—COOH）的有机化合物，称为羧酸。羧酸分子中烃基上的氢被其他原子或原子团取代后的化合物，称为取代羧酸。本章只讨论取代羧酸中的羟基酸和酮酸。羟基酸是一类分子中同时具有羧基和羟基两种官能团的化合物，酮酸是分子中同时含有酮基和羧基的化合物。

（二）羧酸、羟基酸和酮酸的分类和命名

1. 羧酸的分类和命名

（1）分类　按烃基不同，分为脂肪酸、脂环酸和芳香酸；按羧基数目，分为一元酸、二元酸和多元酸；按烃基饱和程度，分为饱和酸或不饱和酸等。

（2）命名

① 结构比较简单的羧酸常用普通命名法命名　例如：甲酸、乙酸、丙酸等。

② 结构复杂的羧酸用系统命名法命名　例如：

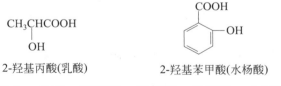

4-甲基戊酸(γ-甲基戊酸)　　　　3-苯基丙烯酸(肉桂酸)

③ 俗名　羧酸的名称常用俗名。俗名通常根据来源而得。如蚁酸（甲酸）、醋酸（乙酸）、草酸（乙二酸）、安息香酸（苯甲酸）等。

④ 酰基　羧酸分子中除去羧基中的羟基后剩下的部分称为酰基。

2. 羟基酸的分类和命名

（1）分类　羟基连在脂肪烃基上的羟基酸称为醇酸，羟基连在芳环上的羟基酸称为酚酸。

（2）命名　醇酸的系统命名是以羧酸为母体，羟基为取代基，并用阿拉伯数字或希腊字母等标明羟基的位置。一些醇酸常用俗名。

酚酸的命名是以芳酸为母体，并根据羟基在芳环上的位置给出相应的名称。例如：

$$CH_3CHCOOH \\ \quad\ \ | \\ \quad\ \ OH$$

2-羟基丙酸(乳酸)　　　　2-羟基苯甲酸(水杨酸)

一些重要羟基酸的俗名：乳酸、酒石酸、苹果酸、柠檬酸、水杨酸。

3. 酮酸的分类与命名

（1）分类　根据分子中酮基和羧基的相对位置的不同，酮酸可分为 α-酮酸、β-酮酸、γ-酮酸等。

（2）命名　酮酸的命名是选择含有羧基和酮基的最长碳链为主链，称为某酮酸，酮基的

位置用阿拉伯数字或希腊字母标明。酮酸也常用俗名。例如：

$$\overset{\text{O}}{\underset{\|}{\text{CH}_3\text{CCH}_2\text{COOH}}} \qquad \overset{\text{O}}{\underset{\|}{\text{HOOCCCH}_2\text{COOH}}}$$

3-丁酮酸(β-丁酮酸)　　　　α-丁酮二酸(草酰乙酸)

（三）羧酸、羟基酸和酮酸的化学性质

1. 羧酸的主要化学性质

（1）酸性　羧酸具有明显的酸性。饱和一元羧酸是一种弱酸，其 $pK_a^{\ominus}$ 为 3～5，比碳酸强，所以，它既能与 NaOH 反应又可以与 $NaHCO_3$ 反应生成羧酸盐。

酸性：羧酸＞碳酸＞苯酚

羧酸的酸性强弱与羧基所连的基团有关，一般来说：

$$\overset{\text{O}}{\underset{\|}{\text{G}\leftarrow\text{C}\leftarrow\text{O}\leftarrow\text{H}}} \qquad \overset{\text{O}}{\underset{\|}{\text{G}\rightarrow\text{C}\rightarrow\text{O}\rightarrow\text{H}}}$$

若 G 是吸电子基，氢易离解，酸性增强，取代基的吸电子能力越强酸性越强；若 G 是斥电子基，氢难离解，酸性降低。同时，取代基对酸性的影响还与取代基的性质、位置及数目有关。

二元酸的酸性比相应的一元酸的酸性强。二元酸的酸性与两个羧基的相对距离有关。二元酸的酸性顺序为：草酸＞丙二酸＞丁二酸。

（2）羧酸衍生物的生成　羧酸衍生物：羧基上的羟基被其他原子或原子团取代后的化合物。它们是酰卤、酸酐、酯和酰胺。

① 酯的生成　羧酸与醇在酸催化下生成酯和水，这一反应叫酯化反应。酯化反应是可逆反应，反应速率很慢，一般需要在强酸催化下加热进行。

② 酰卤的生成　羧酸与 PX_3、PX_5 或 $SOCl_2$（氯化亚砜）反应生成酰卤。酰卤是一类具有高度反应活性的化合物，广泛应用于药物和有机合成中。

③ 酸酐的生成　羧酸与脱水剂共热可以脱去一分子水形成酸酐。常用的脱水剂有 P_2O_5、乙酰氯和乙酸酐。有些二元酸不需要脱水剂只要加热即可脱水成环状酸酐。

④ 酰胺的生成　羧酸与氨或胺反应生成羧酸的铵盐，进一步加热失水可得酰胺。酰胺是一类很重要的化合物，很多药物分子中都有酰胺键。

（3）脱羧反应和二元酸的受热反应　羧酸失去羧基放出 CO_2 的反应称为脱羧反应。

饱和一元酸较稳定，一般不发生脱羧反应。对于二元酸而言，两个羧基间的距离不同，产物也不同。乙二酸和丙二酸加热时，易脱羧生成少一个碳的一元羧酸。如：

$$\text{HOOC—COOH} \xrightarrow[\triangle]{-CO_2} \text{HCOOH}$$

2. 羟基酸的化学性质

羟基酸属于多官能团化合物，它们既有醇、酚和羧酸的通性，而且还具有分子中不同官能团相互影响的一些特殊性质。

（1）酸性　醇酸中，羟基是吸电子基，所以会增强羧基的酸性。但这种诱导效应随距离

的增大而迅速减弱。

（2）氧化反应 醇分子中的羟基和醇酸分子中的羟基的氧化性能不同。α-醇酸分子中的羟基因受羧基的影响，比醇中的羟基容易氧化。例如，稀硝酸一般不能氧化醇，但却能氧化醇酸生成醛酸、酮酸或二元酸。

托伦试剂不与醇反应，却能将 α-羟基酸氧化成 α-酮酸。

（3）脱水反应 醇酸对热不稳定，加热时易发生脱水反应，脱水产物与羟基和羧基的相对位置有关。

α-醇酸脱水生成交酯（形成六元环）。交酯与其他酯一样，与酸或碱共热时，易分解成原来的醇酸；β-醇酸脱水生成 α,β-不饱和酸（形成共轭体系）；γ-醇酸和 δ-醇酸脱水生成内酯（形成五元或六元环）；内酯也具有一般酯的性质，也可以发生水解、氨解、醇解等反应。

3. 酮酸的化学性质

酮酸除了具有酮和羧酸的性质外，还具有其特殊性质。

（1）α-酮酸 与稀硫酸共热，发生脱羧反应生成醛；极易被氧化，可与弱氧化剂托伦试剂发生银镜反应。

（2）β-酮酸 β-酮酸受热发生酮式分解；β-酮酸与浓碱共热发生酸式分解。

此外，酮酸还原生成相应的醇酸。

4. 酮式烯醇式互变异构现象

同分异构体之间的相互转变，呈动态平衡存在的现象称为互变异构现象。在平衡体系中，呈动态平衡相互转化的异构体称为互变异构体。

乙酰乙酸乙酯存在酮式-烯醇式互变异构，是互变异构中的一种。

$$CH_3—\overset{O}{\underset{}{C}}—CH_2—\overset{O}{\underset{}{C}}—OCH_2CH_3 \rightleftharpoons CH_3—\overset{OH}{\underset{}{C}}=CH—\overset{O}{\underset{}{C}}—O—CH_2CH_3$$

（四）对映异构

1. 对映异构现象的产生原因

分子的手性（即分子具有与其镜像不能完全重合的特性）是产生对映异构的充分必要条件。判断分子是否有手性的最简便方法是看分子结构中有无手性碳原子（指与四个不同原子或基团相连的碳原子，通常用 * 标记）。凡是含有一个手性碳原子的化合物都有一对对映体，其中一个对映体是左旋体，另一个是右旋体，二者旋光度相同，但旋光方向相反。当等量的左旋体和右旋体混合在一起时，混合物的旋光度为零，也就是没有旋光性，这种混合物称为外消旋体。常用"±"表示。

2. 对映体构型的表示方法

为了方便起见，对映异构体的构型通常采用费歇尔投影式来表示，费歇尔投影式是将三维结构转变成二维结构的一种方法，即把手性碳原子所连的四个原子或原子团按规定的方法投影到纸上。这种方法包括：①手性碳原子写在纸平面上，或用一个"＋"字形的交叉点代表这个手性碳，四端分别连四个不同的原子或原子团；②两个竖键上连的基团指向纸平面的后方，两个横键上连的基团指向纸平面的前方；③通常把碳链放在垂直线上，并把命名时编号最小的碳原子放在上端。

3. D/L 相对构型标记法

D,L 构型命名法是以甘油醛的两种构型为标准。在对映异构体的费歇尔投影式中，甘油醛横键上的羟基左边的称为 L 型，在右边的称为 D 型。该法主要应用于糖类、氨基酸和羟基酸等化合物的构型命名中。

D. L 只表示构型不表示旋光方向。旋光方向是用旋光仪测定出来的，不能根据构型判断。

二、典型例题

1. 命名下列化合物：

（1）

（2）

$$\text{C}_6\text{H}_5-\text{CH}=\text{CH}-\text{COOH}$$

（3）

（4）

$$(\text{CH}_3)_2\text{CHCHCOOH}$$
$$\quad\quad\quad\quad\quad\quad|$$
$$\quad\quad\quad\quad\quad\quad\text{CH}_3$$

（5）

$$\text{HOOCCCH}_2\text{COOH}$$

（6）

$$\text{CH}_3\text{CHCH}_2\text{COOH}$$
$$\quad\quad|$$
$$\quad\quad\text{OH}$$

解　（1）顺丁烯二酸酐　（2）肉桂酸　　　（3）水杨酸

（4）2,3-二甲基丁酸　　（5）草酰乙酸　　（6）β-羟基丁酸

2. 由下列化合物的名称写出结构式：

（1）对甲基苯甲酸　（2）苹果酸　（3）酒石酸　（4）乙酸乙酯

解　（1）$\text{H}_3\text{C}-\text{C}_6\text{H}_4-\text{COOH}$

（2）$\text{HOOCCHCH}_2\text{COOH}$
$\quad\quad\quad\quad|$
$\quad\quad\quad\quad\text{OH}$

（3）$\text{HO}-\text{CHCOOH}$
$\quad\quad\text{HO}-\text{CHCOOH}$

（4）

$$\text{CH}_3-\overset{\text{O}}{\overset{\|}{\text{C}}}-\text{O}-\text{CH}_2\text{CH}_3$$

3. 下列化合物有无手性碳原子？请用"＊"标出。

（1）$\text{CH}_3\text{CH}_2\text{CHClCH}_2\text{CH}_2\text{Cl}$

（2）$\text{CH}_3\text{CHOHCHClCHO}$

（3）

（4）$\text{HOHC}\overset{\text{CH}_2\text{COOH}}{\underset{\text{CH}_2\text{COOH}}{}}$

解　（1）$\text{CH}_3\text{CH}_2\overset{*}{\text{C}}\text{HClCH}_2\text{CH}_2\text{Cl}$

（2）$\text{CH}_3\overset{*}{\text{C}}\text{HOH}\overset{*}{\text{C}}\text{HClCHO}$

（3）无

（4）无

4. 写出丁酸与下列试剂反应的产物：

（1）碱石灰，加热

（2）P＋Br₂，加热

（3）与过量的异丙醇及少量浓 H_2SO_4 反应

（4）氨，200℃

（5）SOCl₂，加热

（6）稀 NaOH 水溶液

解　（1）$\text{CH}_3\text{CH}_2\text{CH}_2\text{COOH}+\text{NaOH}\xrightarrow{\triangle}\text{CH}_3\text{CH}_2\text{CH}_3+\text{Na}_2\text{CO}_3$

（2）$\text{CH}_3\text{CH}_2\text{CH}_2\text{COOH}\xrightarrow{\text{Br}_2}{}_{\text{P}}\text{CH}_3\text{CH}_2\text{CHCOOH}$
$\quad\quad\quad\quad\quad\quad\quad\quad\quad\quad\quad\quad\quad\quad\quad\quad\quad|$
$\quad\quad\quad\quad\quad\quad\quad\quad\quad\quad\quad\quad\quad\quad\quad\quad\quad\text{Br}$

(3) $CH_3(CH_2)_2COOH + HOCH(CH_3)_2 \underset{}{\overset{浓 H_2SO_4}{\rightleftharpoons}} CH_3(CH_2)_2COOCH(CH_3)_2 + H_2O$

(4) $CH_3(CH_2)_2COOH \xrightarrow{NH_3} CH_3(CH_2)_2COONH_4 \xrightarrow{\triangle} CH_3(CH_2)_2CONH_2$

(5) $CH_3(CH_2)_2COOH + SOCl_2 \longrightarrow CH_3(CH_2)_2COCl + SO_2\uparrow + HCl\uparrow$

(6) $CH_3CH_2CH_2COOH + NaHCO_3 \longrightarrow CH_3CH_2CH_2COONa + CO_2\uparrow + H_2O$

5. 用化学方法区别下列各组化合物

(1) 甲醛、甲酸和乙酸 　　　　　　　(2) 草酸、丁二酸和丙酮酸

解 (1) $\left.\begin{matrix}甲醛\\甲酸\\乙酸\end{matrix}\right\}\xrightarrow{托伦试剂}\begin{matrix}银镜\\银镜\\—\end{matrix}\left.\begin{matrix}\\\end{matrix}\right\}\xrightarrow{NaHCO_3}\begin{matrix}—\\放出气泡\end{matrix}$

(2) $\left.\begin{matrix}草酸\\丁二酸\\丙酮酸\end{matrix}\right\}\xrightarrow{酸性 KMnO_4}\begin{matrix}褪色\\—\\—\end{matrix}\left.\begin{matrix}\\\end{matrix}\right\}\xrightarrow{I_2+NaOH}\begin{matrix}—\\黄色沉淀\end{matrix}$

三、习题精选

(一) 是非题（在正确的括号内打"√"，在错误的括号内打"×"）

1. 羧基由羰基和羟基两部分组成，所以羧酸具有酮和醇的性质。（　　）

2. 羧酸烃基上的氢被其他原子或基团取代后的化合物，称为取代羧酸。（　　）

3. 所有羧酸都不被酸性高锰酸钾溶液氧化。（　　）

4. 阿司匹林可与 $FeCl_3$ 起颜色反应。（　　）

5. 苹果酸氧化生成草酰乙酸。（　　）

6. 乙酰乙酸乙酯的酮式-烯醇式互变异构体是同分异构体。（　　）

7. 乳酸与托伦试剂反应生成丙酮酸。（　　）

8. 二元酸加热时，都脱羧生成少一个碳的一元羧酸。（　　）

9. 两个对映体的等量混合物称为外消旋体。（　　）

10. D 型物质一定是右旋物质。（　　）

(二) 选择题

1. 下列有机酸属于羰基酸的是（　　）。

　　A. 乳酸　　　　　　B. 乙酰乙酸　　　　　　C. 柠檬酸　　　　　　D. 水杨酸

2. 乙二酸的俗名是（　　）。

　　A. 水杨酸　　　　　B. 苹果酸　　　　　　C. 草酸　　　　　　　D. 柠檬酸

3. 下列反应类型中，有机物 $CH_2=CH-COOH$ 不可能发生的反应类型是（　　）。

　　A. 消去反应　　　　B. 酯化反应　　　　　C. 中和反应　　　　　D. 加成反应

4. 下列化合物中，能使 $FeCl_3$ 溶液显色的是（　　）。

　　A. —COOH

　　B. $\underset{O}{CH_3COCH_3}$

　　C. $\begin{matrix}CH_2OH\\COOH\end{matrix}$

　　D. $CH_3\overset{O}{\overset{\|}{C}}CH_2\overset{O}{\overset{\|}{C}}CH_3$

5. 乙酰水杨酸的通用名是（　　）。

　　A. 水杨酸　　　　　B. 阿司匹林　　　　　C. 乳酸　　　　　　　D. 酒石酸

6. 下列化合物中酸性最强的是（　　　）。

　　A. 甲酸　　　　　　　B. 草酸　　　　　　C. 苯酚　　　　　　D. 醋酸

7. 不属于羟基酸的是（　　　）。

　　A. 乙酰水杨酸　　　B. 乳酸　　　　　　C. 水杨酸　　　　　D. 柠檬酸

8. 下列化合物中，不能参与酯化反应的是（　　　）。

　　A. HCOOH　　　　B. CH_3COOH　　C. CH_3CH_2OH　　D. CH_3CHO

9. 丁二酸的加热产物是（　　　）。

　　A. 烷烃　　　　　　B. 一元羧酸　　　　C. 酸酐　　　　　　D. 环酮

10. 下列化合物有还原性且能发生酯化反应的是（　　　）。

　　A. 甲醛　　　　　　B. 甲酸　　　　　　C. 乙酸　　　　　　D. 丙酮

11. 下列物质 a. 碳酸 b. 苯酚 c. 乙酸，它们的酸性由强到弱排列顺序正确的是（　　　）。

　　A. a＞b＞c　　　　B. c＞a＞b　　　　C. a＞c＞b　　　　D. b＞c＞a

12. 下列物质为二元酸的是（　　　）。

　　A. 蚁酸　　　　　　B. 酒石酸　　　　　C. 苯甲酸　　　　　D. 石炭酸

13. 与 β-丁酮酸和丙酮一起称为酮体的是（　　　）。

　　A. 丁酮　　　　　　B. 丙酮酸　　　　　C. β-戊酮酸　　　D. β-羟基丁酸

14. 乙酸和乙二酸在性质上明显不同的是乙二酸容易发生（　　　）。

　　A. 与 NaOH 反应　B. 与碳酸钠反应　C. 酯化反应　　　　D. 脱羧反应

15. 可将甲酸和乙酸鉴别开来的试剂是（　　　）。

　　A. 石蕊试纸　　　　B. 托伦试剂　　　　C. 碳酸钠溶液　　　D. 氢氧化钠溶液

16. 下列各组物质经过加热无气体放出的是（　　　）。

　　A. 丙二酸　　　　　B. 丁二酸　　　　　C. 己二酸　　　　　D. 草酸

17. 下列化合物中不能使酸性高锰酸钾溶液褪色的是（　　　）。

　　A. 甲酸　　　　　　B. 草酸　　　　　　C. 乙醛　　　　　　D. 乙酸

18. $(CH_3)_2CHCOOH$ 有机物命名正确的是（　　　）。

　　A. 3-甲基丙酸　　　B. β-甲基丙酸　　C. 异丙酸　　　　　D. 异丁酸

19. 下列化合物中，有对映异构体的是（　　　）。

　　A. 2-甲基丁烷　　　B. 2-氯丁烷　　　　C. 2,2-二氯丁烷　　D. 1,4-二氯丁烷

20. 将 D-(＋)甘油醛氧化生成左旋甘油酸，应命名为（　　　）。

　　A. D-(＋)甘油酸　　　　　　　　　　B. D-(－)甘油酸

　　C. L-(＋)甘油酸　　　　　　　　　　D. L-(－)甘油酸

（三）填空题

1. 常见的取代羧酸有_____、_____、氨基酸和卤代酸。

2. 羧酸酸性比碳酸_____，它能与_____或_____反应放出二氧化碳。

3. 乙酸与丙醇在浓硫酸作用下加热生成_____和_____。

4. 草酸是_____的俗称，为_____元羧酸。草酸的酸性比甲酸_____。草酸加热易发生_____反应，生成_____，放出_____气体。

5. α-羟基丙酸俗称_____，在体内酶催化下，能脱氢生成_____。

6. 邻羟基苯甲酸俗称_____，由于分子中含有_____基，遇氯化铁能显色。水杨酸衍生物_____俗称阿司匹林。

7. 甲酸、乙酸、乙二酸、碳酸四种同浓度溶液中酸性最强的是_____，最弱的

是_____。

8. 乙酸俗称_____，乙酸分子去掉羧基中的羟基后，余下的部分叫_____。

9. 苯甲酸是最简单的芳香酸，俗称_____，其钠盐常作食品_____剂。

10. 一对对映体彼此具有实物和_____的关系，它们的旋光方向_____，比旋光度为_____。

（四）根据下列有机物结构式写出其名称，或根据有机物名称写出其结构式

1. $CH_3-CH-COOH$
   $\quad\quad\ \ |$
   $\quad\quad\ \ CH_3$

2. $HOOCCH-CHCOOH$
   $\qquad\ \ |\quad\ \ |$
   $\qquad\ \ OH\quad OH$

3. $\overset{COOH}{\underset{COOH}{\bigcirc}}$

4. $HO-\overset{CH_2-COOH}{\underset{CH_2-COOH}{\overset{|}{\underset{|}{C}}}}-COOH$

5. $CH_3\overset{O}{\overset{||}{C}}-O-\overset{O}{\overset{||}{C}}CH_3$

6. $\overset{CH_3}{\underset{H}{}}C=\overset{COOH}{\underset{H}{}}$

7. 草酸

8. 苯甲酸

9. L-苹果酸

10. 丙酮酸

11. 3-甲基-2-丁烯酸

12. 异戊酸

（五）完成下列化学反应方程式

1. $BrCH_2CH_2CH_2COOH \xrightarrow[H_2O]{Na_2CO_3}$

2. $CH_3CHCH_2CH_2COOH \xrightarrow{\triangle}$
   $\quad\ \ |$
   $\quad\ \ OH$

3. $CH_3CH_2CHCH_2COOH \xrightarrow{\triangle}$
   $\qquad\quad |$
   $\qquad\quad OH$

4. $CH_3CH_2COOH \xrightarrow[P]{Br_2}$

5. $2CH_3-\overset{O}{\overset{||}{C}}-OH \xrightarrow[\triangle]{P_2O_5}$

（六）根据化学性质鉴别下列各组有机物

1. 甲酸和乙酸

2. 水杨酸和苯甲酸

3. 苯甲酸和苯甲醇

4. 乙二酸和乙酸

5. 草酸和丙二酸

6. 丙酸和丙酮酸

（徐　镰）

第九章　含氮有机化合物

一、本章要点

(一) 胺

胺是 NH_3 分子中的氢被烃基取代的衍生物。

1. 胺的分类与命名

(1) 胺的分类　根据胺分子中氮原子上所连烃基的种类不同，胺可分为脂肪胺和芳香胺；根据胺分子中氮原子上所连的烃基数目不同，胺可分为伯胺（1°胺）、仲胺（2°胺）和叔胺（3°胺）；根据分子中所含氨基的数目不同，胺可分为一元胺、二元胺和多元胺。

(2) 胺的命名　简单胺命名以胺为母体，烃基作为取代基，即在烃基的名称后加一个"胺"字；当氮原子上所连的烃基相同时，用"二"、"三"来表示烃基的数目。若与氮原子相连的烃基不同，则按照次序规则，根据"优先基团后列出"的原则排列烃基；季铵类化合物命名，与无机铵盐及氢氧化物的命名相似。

2. 胺的化学性质

胺显碱性，胺的碱性强弱与氮原子上所连接的基团结构和数目有关。各类胺的碱性强弱顺序大致如下：季铵碱＞脂肪胺＞氨＞芳香胺。胺具有亲核性，能与一些亲电性化合物如 H^+、卤代烃、酰基化合物等发生反应。伯胺和仲胺能与酰卤或酸酐发生反应，氮原子上的氢原子被酰基取代而生成酰胺。叔胺的氮原子上没有氢原子，不能发生酰化反应。不同的胺与亚硝酸反应生成的产物不同，借此可以区别伯、仲、叔三种胺。

(二) 酰胺

酰胺是氨或胺分子中氮原子上的氢原子被酰基取代所形成的化合物。酰胺可看作是氨或胺的衍生物，也可看作是羧酸的衍生物。酰胺在强酸、强碱或酶的催化下，水解生成羧酸（或羧酸盐）和氨、胺（或铵盐）。

(三) 氨基酸

氨基酸是羧酸分子中烃基上的氢原子被氨基（—NH_2）取代后的化合物，若氨基（—NH_2）连在 α 碳上，则称为 α-氨基酸。天然氨基酸均为 α-氨基酸。

等电点是氨基酸的特性常数，不同的氨基酸，其等电点也不相同。一分子氨基酸的 α-羧基与另一分子氨基酸的 α-氨基脱水缩合而形成的以酰胺键相连的化合物称为肽。此外，将氨基酸脱羧反应生成胺；α-氨基酸分子中的氨基可与亚硝酸反应放出氮气，生成 α-羟基酸。

(四) 杂环化合物

杂环化合物是指具有环状结构，且构成环的原子除碳原子外还含有其他元素原子的化合物。环中的非碳原子称为杂原子，常见的杂原子有氧、硫、氮。杂环化合物的命名比较复杂，目前我国主要采用音译法，即按英文名称音译成带"口"字旁的同音汉字。

(五) 生物碱

生物碱是指存在于生物体内的一类具有明显生理活性的含氮碱性有机化合物，多属于仲胺、叔胺或季铵类，少数为伯胺类，常含有氮杂环。生物碱多数为无色固体，味苦，具有旋光性，其分子中的氮原子上有一孤对电子，能接受质子而显碱性，能与酸成盐；大多数生物碱或其盐类能与碘化汞钾（K_2HgI_4）、磷钼酸（$H_3PO_4 \cdot 12MoO_3$）、鞣酸和苦味酸等试剂反应，生成不溶性的盐而沉淀；也能与钼酸铵的浓硫酸溶液、甲醛-浓硫酸、浓硫酸和浓硝酸等试剂反应生成各种颜色。

二、典型例题

1. 化合物 A（$C_8H_{11}N$）能与盐酸成盐 B（$C_8H_{11}NHCl$），A 不能与苯磺酰氯的 NaOH 溶液反应。A 与 HNO_2 作用，析出一橘黄色的结晶 C。C 用碱中和后变为翠绿色。试写出 A 的结构式及有关的化学反应方程式。

解　A 的结构式为：

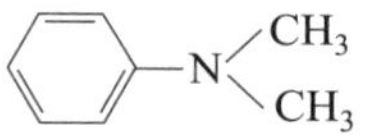

有关的化学方程式如下：

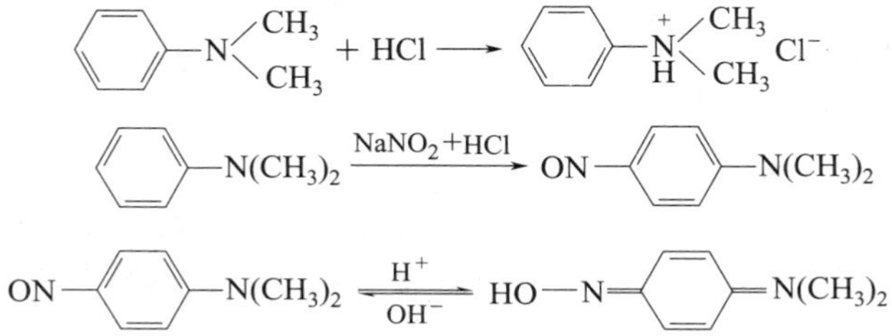

2. 分子式为 $C_6H_{15}N$ 的 A，能溶于稀盐酸。A 与亚硝酸在室温下作用放出氮气，并得到几种有机物，其中一种 B 能进行碘仿反应。B 和浓硫酸共热得到 C（C_6H_{12}），C 能使高锰酸钾褪色，且反应后的产物是乙酸和 2-甲基丙酸。推测 A 的结构式，并写出推断过程。

解　$\Omega = \dfrac{6 \times 2 + 2 + 1 - 15}{2} = 0$　饱和胺

B　具有　$\underset{\ \ OH}{CH_3CHC_4H_9}$　（可进行碘仿反应）

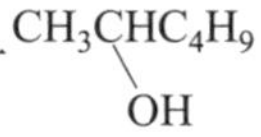

C　$(C_6H_{12}) \xrightarrow{KMnO_4} CH_3COOH + \underset{\quad CH_3}{CH_3CHCOOH}$　所以 C 为 $CH_3CH = \underset{\quad CH_3}{CHCH}CH_3$

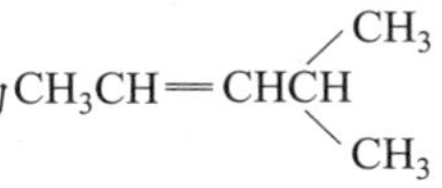

倒推回去　B　$\underset{\quad OH\qquad CH_3}{CH_3CHCH_2CH}CH_3$

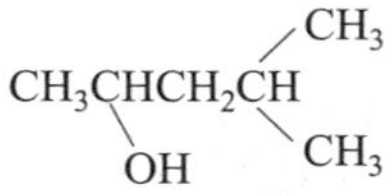

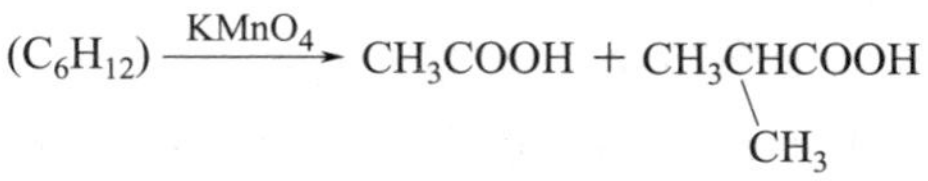

A　$\underset{\quad NH_2\qquad CH_3}{CH_3CHCH_2CH}CH_3$

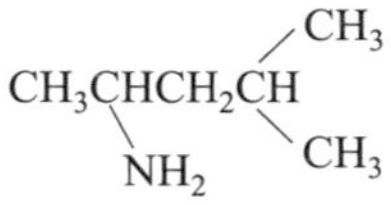

3. 比较下列化学物质的碱性
（1）苯胺　苯甲酰胺　甲胺　氨　氢氧化四甲铵
（2）氨　乙胺　二乙胺　苯胺　二苯胺
（3）苯胺　乙酰苯胺　邻苯二甲基亚胺　*N*-甲基苯胺

解　（1）氢氧化四甲基铵＞甲胺＞氨＞苯胺＞苯甲酰胺
（2）二乙胺＞乙胺＞氨＞苯胺＞二苯胺
（3）*N*-甲基苯胺＞苯胺＞乙酰苯胺＞邻苯二甲基亚胺

4. 请根据胺的化学性质，选择两种不同化学方法鉴别丁胺、甲丁胺、二甲丁胺。

解　这三个胺分别属于叔胺、仲胺和伯胺，在它们与亚硝酸反应时，表现出不同的性质，生成不同的产物。

与亚硝酸反应

$$C_4H_9NH_2 \xrightarrow{HNO_2} C_4H_9OH + N_2\uparrow + H_2O \qquad (放出定量氮)$$

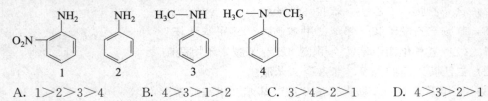

三、习题精选

（一）是非题（在正确的括号内打"√"，在错误的括号内打"×"）

1. 季铵碱是一种弱碱性物质。（　　　）

2. 叔丁醇是叔醇，叔丁胺是叔胺。（　　　）

3. "铵"用来表示胺的盐类和季铵类化合物。（　　　）

4. 各类胺的碱性强弱顺序大致如下：季铵碱＜脂肪胺＜氨＜芳香胺。（　　　）

5. 在医药上常将难溶于水的含有氨基、亚氨基或次氨基的药物制成盐，以增加其水溶性。（　　　）

6. 芳香伯胺与亚硝酸在常温下的反应与脂肪伯胺相似，定量放出氮气。（　　　）

7. 苯胺有剧毒，能透过皮肤或吸入蒸气而使人中毒。（　　　）

8. 新洁尔灭化学名为溴化二甲基十二烷基苄基铵，简称溴化苄烷铵，属季铵盐类。

9. 尿素中直接滴加微量稀硫酸铜溶液，即显紫红色，这种特殊的颜色反应称为缩二脲反应。（　　　）

10. 大部分天然氨基酸为 α-氨基酸。（　　　）

11. 20 种必需氨基酸人体自身不能合成，必须从食物中获取，缺乏时会引起疾病。

12. 氨基酸内盐形式的离子既带有正电荷又带有负电荷，称为两性离子。（　　　）

13. 等电点是氨基酸的特性常数，不同的氨基酸，其等电点也不相同，所以可通过等电点来鉴别、分离、提纯氨基酸。（　　　）

14. 胞嘧啶、尿嘧啶和胸腺嘧啶等是构成核酸的成分。（　　　）

15. 临床上将生物碱类药物制成易溶于水的盐类而应用，在使用生物碱盐类药物时，应注意不能与碱性药物（如巴比妥钠等）并用，否则会析出沉淀而失去作用。（　　　）

（二）选择题

1. 苯胺和亚硝钠盐酸溶液反应生成（　　　）。

A. N-亚硝基苯胺　　　B. 氯化重氮苯　　　C. 苯酚和氮气　　　D. 对硝基苯胺

2. 下列化合物碱性大小排序正确的是（　　　）。

A. 1＞2＞3＞4　　　B. 4＞3＞1＞2　　　C. 3＞4＞2＞1　　　D. 4＞3＞2＞1

3. 下列碱能溶于水的是 （ ）。

    A. 伯胺   B. 仲胺   C. 叔胺   D. 季胺碱

4. 下列化合物碱性最强的是 （ ）。

    A. 1   B. 2   C. 3   D. 4

5. 下列化合物中碱性最强的是 （ ）。

    A. $CH_3CH_2NH_2$ B. CH_3NHCH_3 C. NH_3 D. $C_6H_5NH_2$

6. 下列化合物中碱性最弱的是 （ ）。

    A. $CH_3CH_2NH_2$ B. CH_3NHCH_3 C. NH_3 D. $CH_3\overset{O}{\underset{\|}{C}}NH_2$

7. 下列物质中既可与 HCl 反应，又可与 KOH 溶液反应的是（ ）。

    A. CH_3COOH B. $CH_3CH_2CH_2NH_2$

    C. $CH_3\overset{O}{\underset{\|}{C}}CH_3$ D. $\underset{NH_2}{CH_2}-\underset{CH_3}{CH}-COOH$

8. 区别苯胺、N-甲基苯胺、N,N-二甲基苯胺需用的试剂是 （ ）。

    A. Br_2-H_2O B. NaOH   C. HCl，NaOH   D. ⬡—SO_2Cl，NaOH

9. 下列化合物酸性最弱的是 （ ）。

    A. CH_3CH_2OH B. ⬡—OH   C. CH_3—⬡—OH   D. O_2N—⬡—OH

10. 硝基苯进行硝化时，硝化剂应当是 （ ）。

    A. 发烟硝酸，浓硫酸（并加热）   B. 浓硝酸

    C. 浓硝酸、浓硫酸混合液   D. 稀硫酸

11. 脂肪胺中与亚硝酸反应能够放出氮气的是（ ）。

    A. 伯胺   B. 仲胺   C. 叔胺   D. 季铵盐

12. 下列化合物碱性最强的是 （ ）。

    A. CH_3CONH_2 B. Ph-NH_2 C. NH_3 D. CH_3NH_2

13. $(CH_3)_3C—NH_2$ 属于 （ ）。

    A. 伯胺   B. 仲胺   C. 叔胺   D. 芳香胺

14. 将尿素加热至 150℃，冷却后溶于 NaOH 溶液，然后加 $CuSO_4$ 溶液，则会出现（ ）。

    A. 紫红色   B. 黄色   C. 沉淀   D. 气泡

15. 下列为叔胺的是 （ ）。

    A. $[(CH_3)_4N]^+$ B. $CH_3—NH_2$

    C. $CH_3—NH—CH_3$ D. $N(CH_3)_3$

16. 下列化合物中碱性最弱的是 （ ）。

A. B.

C. $CH_3-CH_2-NH_2$ D.

17. 下列化合物属于五元含氮杂环的是 （   ）。

    A. 噻吩   B. 咪唑   C. 呋喃   D. 吡啶

18. 化合物 NH_4Cl（Ⅰ），$(CH_3)_2NH$（Ⅱ），NH_3（Ⅲ），CH_3NH_2（Ⅳ）碱性强弱的次序是 （   ）。

    A. Ⅰ＞Ⅱ＞Ⅲ＞Ⅳ   B. Ⅱ＞Ⅰ＞Ⅲ＞Ⅳ

    C. Ⅳ＞Ⅱ＞Ⅲ＞Ⅰ   D. Ⅱ＞Ⅳ＞Ⅲ＞Ⅰ

19. 化合物苯胺（Ⅰ），乙胺（Ⅱ），二乙胺（Ⅲ），二苯胺（Ⅳ）碱性强弱的次序是（   ）。

    A. Ⅰ＞Ⅱ＞Ⅲ＞Ⅳ   B. Ⅱ＞Ⅲ＞Ⅰ＞Ⅳ

    C. Ⅲ＞Ⅱ＞Ⅰ＞Ⅳ   D. Ⅳ＞Ⅰ＞Ⅲ＞Ⅱ

20. 下列化合物能与 HNO_2 反应能放出 N_2 的是 （   ）。

    A. 伯胺   B. 仲胺   C. 叔胺   D. 都可以

21. 下列化合物能与 HNO_2 反应能生成强烈致癌物 N-亚硝基化合物的是 （   ）。

    A. 苯胺   B. N-甲基苯胺   C. N,N-二甲基苯胺   D. 都可以

22. 苯胺和溴水反应产物为 （   ）。

A. B. C. D.

23. 下列化合物能和亚硝酸反应生成翠绿色溶液的是 （   ）。

    A. 芳香伯胺   B. 芳香仲胺   C. 芳香叔胺   D. 脂肪叔胺

24. 重氮盐酸盐在酸性水溶液中反应生成 （   ）。

    A. 苯   B. 苯酚   C. 苯胺   D. 氯苯

25. 重氮盐酸盐在 KI 加热条件下反应生成 （   ）。

    A. 碘苯   B. 苯酚   C. 苯胺   D. 氯苯

（三）填空题

1. 硝基苯，发生亲电取代反应时，一般取代硝基的＿＿＿＿＿＿＿＿＿＿＿位；而甲苯发生亲电取代反应时，一般取代甲基的＿＿＿＿＿＿＿＿＿＿＿位。

2. 苯酚连有硝基后，使苯酚的酸性＿＿＿＿＿＿＿＿＿＿＿，且随着硝基数目增多，苯酚的酸性＿＿＿＿＿＿＿＿＿＿＿，这是由于硝基是＿＿＿＿＿＿＿＿＿＿＿，使苯环上的电子云密度＿＿＿＿＿＿＿＿＿＿＿。

3. 2-甲基-2-硝基丁烷的结构式为＿＿＿＿＿＿＿＿＿＿＿，对硝基苯甲醛的结构式为＿＿＿＿＿＿＿＿＿＿＿＿＿＿＿＿＿。

4. 2,4,6-三硝基苯酚的结构式为＿＿＿＿＿＿＿＿＿＿＿，它的酸性较＿＿＿＿＿＿＿＿＿＿＿。

5. 根据胺分子中氮原子所连烃基种类，可以把胺分为＿＿＿＿＿＿＿＿＿＿＿，＿＿＿＿＿＿＿＿＿＿＿；而根据分子中连接氨基数目不同，可以把胺分为＿＿＿＿＿＿＿＿＿＿＿，＿＿＿＿＿＿＿＿＿＿＿；根据胺分子中，氮原子相连的烃基数目不同，可以把胺分为＿＿＿＿＿＿＿＿＿＿＿，

_____，_____。

6. N,N-二乙基苯胺的结构式为 _____，氢氧化四乙基铵的结构式为 _____。

7. 对氨基偶氮苯的结构式为 _____，氯化重氮苯的结构式为 _____。

8. 下列化合物的名称分别为 _____，_____，_____，_____，_____。

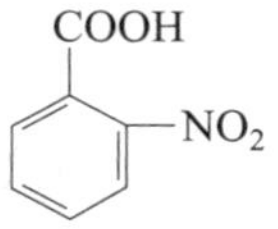

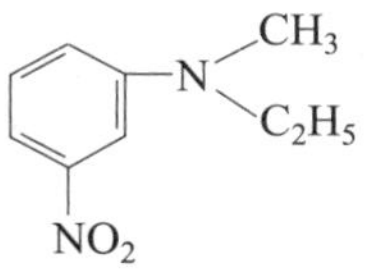

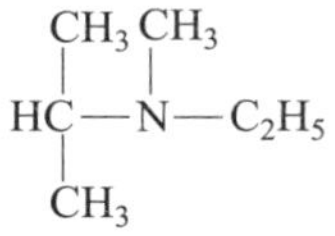

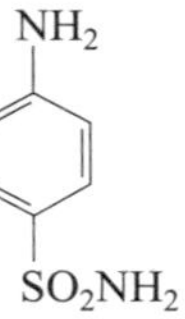

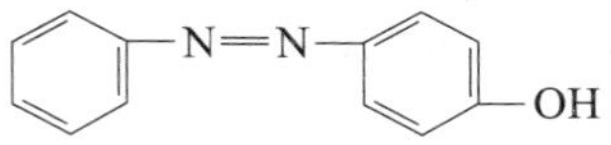

9. 苯胺与溴水反应生成 _____，N,N-二乙基苯胺与亚硝酸反应生成 _____，该溶液呈 _____颜色。

10. 脂肪胺中，季铵碱、伯胺、仲胺、叔胺和胺的碱性强弱顺序为 _____。

11. 苯酚、2-硝基苯酚，2,4-二硝基苯酚，2,4,6-三硝基苯酚的酸性强弱顺序为 _____<_____<_____<_____。

12. 磺胺类药物必需的活性结构为 _____，酸碱指示剂甲基橙为 _____类。

（四）根据下列有机物结构式写出其名称，或根据有机物名称写出其结构式

1. $CH_3NHC_2H_5$

2. 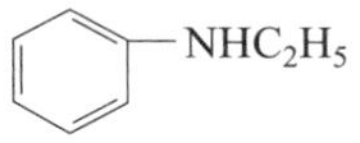 苯基-NHC_2H_5

3. $(CH_3)_3\overset{+}{N}C_2H_5Cl^-$

4. 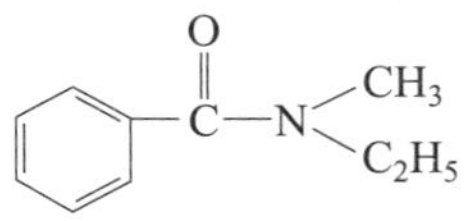 苯基-CO-N(CH_3)(C_2H_5)

5. 苄胺

6. 2-甲基-3-二甲氨基己烷

7. 对甲苯胺盐酸盐

8. 氢氧化二甲基二乙基铵

9. $CH_3CH_2NO_2$

10. 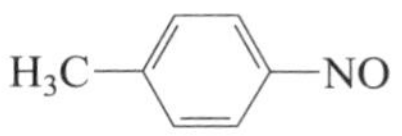 H_3C-苯基-NO

11. 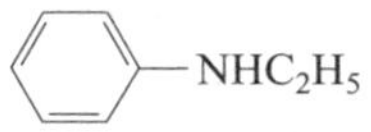 苯基-NHC_2H_5

12. 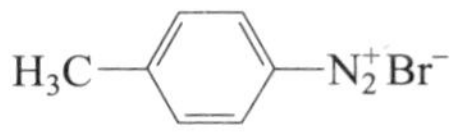 H_3C-苯基-$N_2^+Br^-$

13. 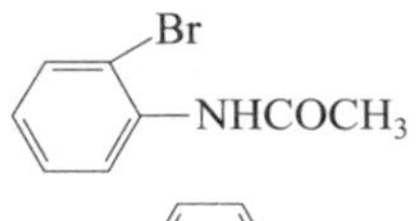 邻Br-苯基-$NHCOCH_3$

14. $CH_3CH_2CH_2CN$

15. 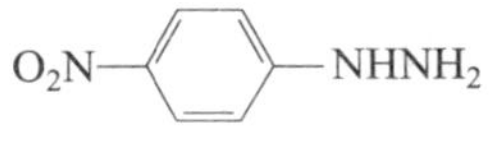 O_2N-苯基-$NHNH_2$

16. $NH_2CH_2(CH_2)_4CH_2NH_2$

17.

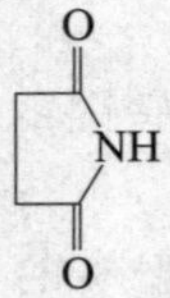

18. $(CH_3CH_2)_2N-NO$

19. 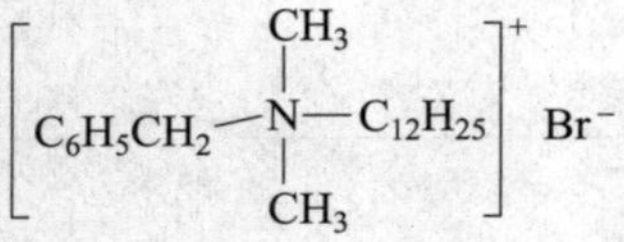 $\left[C_6H_5CH_2 \overset{\displaystyle CH_3}{\underset{\displaystyle CH_3}{N}} C_{12}H_{25} \right]^+ Br^-$

20. 胆碱

21. 多巴胺

22. 乙酰胆碱

23. 肾上腺素

24. 异丁胺

25. 胍

26. $CH_3CH_2N(CH_3)_2$

27.

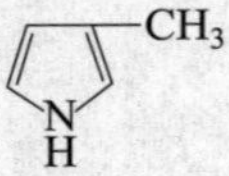

28. 六氢吡啶

29. 2-溴呋喃

30. N,N-二甲基四氢吡咯

（五）完成下列化学反应方程式

1. 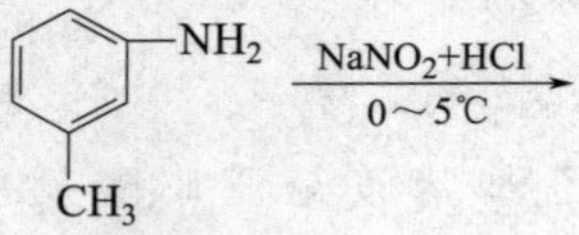 $\xrightarrow[0\sim5℃]{NaNO_2+HCl}$

2. $H_2N-\overset{\displaystyle O}{\overset{\|}{C}}-NH_2 \xrightarrow[H^+]{水解}$

3. $-NHCH_3 + HNO_2 \longrightarrow$

4. $\xrightarrow{Fe/HCl}$

5. $+ HNO_3 \xrightarrow[90℃]{浓H_2SO_4}$

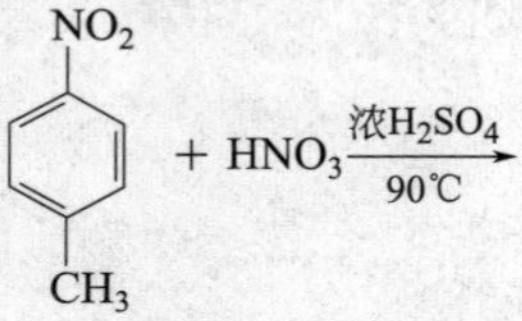

6. 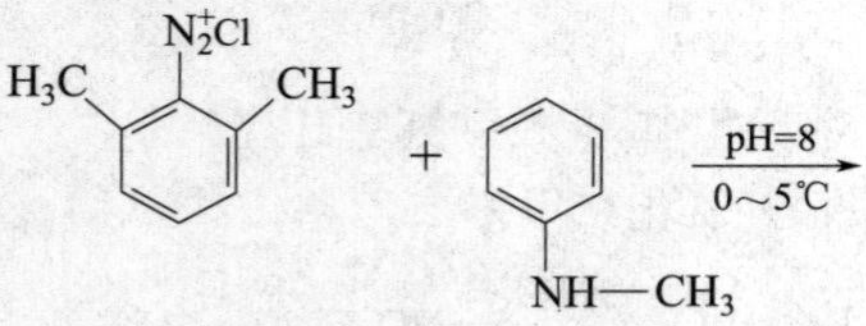 $+$ $\xrightarrow[0\sim5℃]{pH=8}$

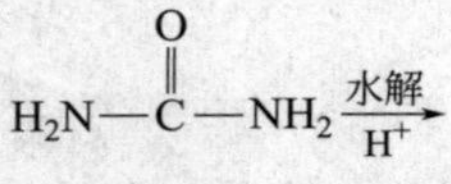

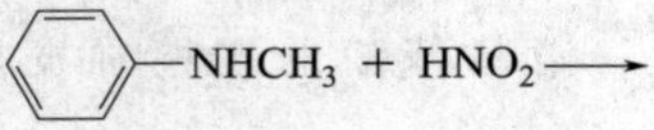

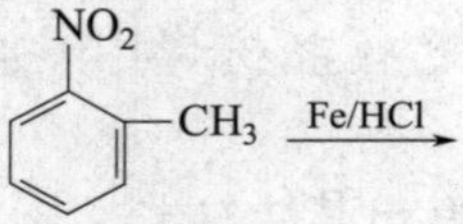

7. 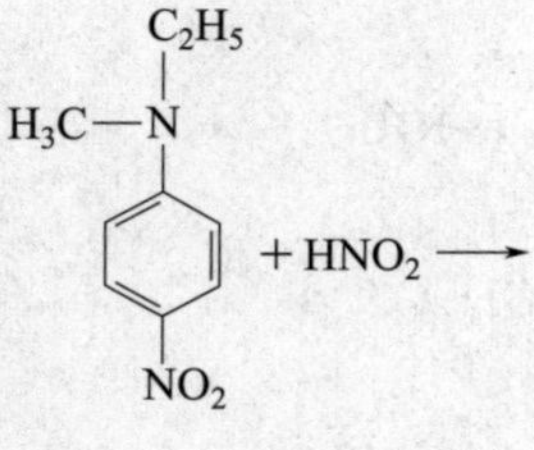 $+ HNO_2 \longrightarrow$

8. 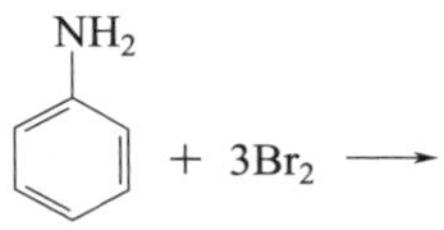 + 3Br$_2$ $\longrightarrow$

9. 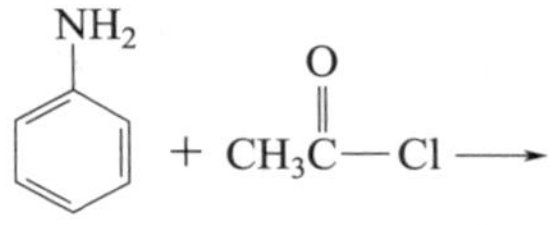 + CH$_3$C—Cl $\longrightarrow$

10. 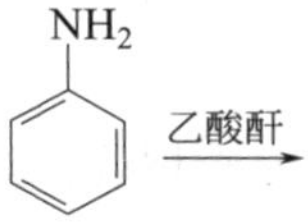 $\xrightarrow{\text{乙酸酐}}$

（六）根据化学性质鉴别下列各组有机物

1. 苯胺、环己胺、N-甲基苯胺

2. 苯胺、苯酚、苯甲酸、甲苯

3. 苯胺、苯酚、苯甲醛、苯甲酮

4. 乙胺、二乙胺、甲乙丙胺

5. 2-甲基苯胺、N-甲基苯胺、N-甲基-N-丙基苯胺

6. 甲苯、苯胺、乙二胺

7. 苯乙胺、苯乙烯、苯乙醛、苯乙醇

8. N,N-二乙基苯胺、二乙胺

9. 三苯胺、二苯胺、苯胺

10. 苯甲酰胺、苯甲胺

（鲍真真）

第十章　脂　类

一、本章要点

（一）油脂

油脂是油和脂肪的总称。通常把来自于植物体内、常温下呈液态的油脂称为油，把来自于动物体内常温下呈固态或半固态的油脂称为脂肪。

油脂是由一分子甘油和三分子高级脂肪酸所生成的羧酸酯，称为三脂酰甘油或甘油三酯。油脂可以发生水解反应、加成反应和酸败。

（二）磷脂

比较常见的磷脂有卵磷脂和脑磷脂。α-卵磷脂又称为磷脂酰胆碱，是由磷脂酸分子中的磷酸与胆碱中的羟基酯化而成的化合物。卵磷脂完全水解可得到甘油、脂肪酸、磷酸和胆碱。脑磷脂又称为磷酯酰胆胺，是由磷脂酸分子中的磷酸与胆胺（乙醇胺）中的羟基酯化而成的化合物。脑磷脂完全水解时，可得到甘油、脂肪酸、磷酸和胆胺。

（三）甾体化合物

甾体化合物的基本结构为环戊烷并多氢菲和三个侧链。医学上常见的甾体化合物有胆甾醇（胆固醇）、7-脱氢胆甾醇、麦角甾醇、性激素、肾上腺皮质激素等。

二、典型例题

1. 脂类可分为哪几类？

解　脂类分为油脂和类脂。其中油脂又称甘油三酯，由一分子甘油和三分子脂肪酸结合而成。常温下呈固态的称"脂肪"，如猪油、牛油等动物脂肪；呈液态的称"油"，如花生油、豆油等大多数植物油均属于此类。类脂是与脂肪相类似的物质，其种类很多，主要包括磷脂和固醇类，是构成生物膜和许多活性物质的重要成分。

2. 怎样对脂肪酸进行分类？

解　根据脂肪酸的碳链长短进行分类，碳原子数 2～5 个为短链脂肪酸，6～12 个为中链脂肪酸，14 个以上为长链脂肪酸。从结构形式上可将脂肪酸分为饱和脂肪酸（不含双键）、单不饱和脂肪酸（含一个双键）、多不饱和脂肪酸（含两个或多个双键）三类。

3. 什么是必需脂肪酸？

解　人体除了从食物中获取脂肪酸外，自身亦能合成一部分脂肪酸以满足需要。有些脂肪酸是人体不可缺少的，但自身不能合成，必须由食物提供，因此称为必需脂肪酸。

必需脂肪酸包括 α-亚麻酸和亚油酸两种，它们分别是其他不饱和脂肪酸的前体，如 α-亚麻酸可衍生为二十碳五烯酸（EPA）和二十二碳六烯酸（DHA），亚油酸可衍生为花生四烯酸。这些多不饱和脂肪酸在体内可形成类二十烷酸物质，如前列腺素、血栓素等，这些活性物质对免疫系统、心血管系统、炎症反应及脂质代谢等均有重要的调节作用。此外，EPA和 DHA 还与神经系统、视网膜的发育密切相关。

4. 脂类主要来源于哪些食物？

解　日常生活中，膳食脂肪主要来源于食用油脂和动物性食物。猪油、牛油等动物油脂富含饱和脂肪酸；植物油则以不饱和脂肪酸为主，普遍富含油酸和亚油酸，但亚麻酸的含量一般不高，以豆油、菜子油和葵花子油中相对较多。动物性食物中以畜肉类的脂肪含量最高，且主要为饱和脂肪酸；禽类的脂肪含量低于畜肉类；鱼类的脂肪含量相对更低，且以不饱和脂肪酸为主，尤其是深海鱼是长链多不饱和脂肪酸的重要来源。此外，坚果类（如花生、核桃、瓜子、杏仁等）也是富含脂肪的食物，其脂肪酸构成主要以亚油酸为主，因此也是多不饱和脂肪酸的重要来源。

含胆固醇较多的食物有蛋黄及脑、肝、肾等动物内脏。磷脂则主要来源于蛋黄、瘦肉、动物内脏、大豆等食物。

三、习题精选

（一）选择题

1. 下列叙述中，错误的是（　　　）。
   A. 油脂属于酯类　　　　　　　　　　B. 油脂有固定的熔点
   C. 油脂属于混合物　　　　　　　　　D. 油脂的氢化也叫油脂的硬化

2. 关于油脂的叙述，不正确的是（　　　）。
   A. 油脂没有固定的熔点和沸点，所以油脂是混合物
   B. 油脂是高级脂肪酸和甘油所生成的酯
   C. 油脂是酯的一种
   D. 油脂都不能使溴水褪色

3. 区别植物油和动物油的正确方法是（　　　）。
   A. 加酸性 $KMnO_4$ 溶液、振荡　　　　B. 加 NaOH 溶液、煮沸
   C. 加 Br_2 水、振荡　　　　　　　　D. 加新制碱性 $Cu(OH)_2$ 悬浊液、煮沸

4. 将 90g 的油脂皂化耗 NaOH 为 12g，则油脂的相对分子质量是（　　　）。
   A. 450　　　　　B. 675　　　　　C. 900　　　　　D. 1125

5. 皂化值是油脂的一项重要性质指标，其数值大小与（　　　）
   A. 油脂的不饱和度成正比　　　　　B. 油脂的不饱和度成反比
   C. 油脂的平均相对分子质量成正比　D. 油脂的平均相对分子质量成反比

6. 天然油脂水解后不会生成的羧酸是（　　　）。
   A. 乙酸　　　　　B. 十六酸　　　　C. 十八酸　　　　D. 二十酸

7. 下列脂肪酸中不属于营养必需脂肪酸的是（　　　）。
   A. 亚油酸　　　　B. 花生四烯酸　　C. 亚麻酸　　　　D. 油酸

8. 可将脑磷脂和卵磷脂分开的物质是（　　　）。
   A. 乙醇　　　　　B. 丙酮　　　　　C. 冷乙醚　　　　D. 氯仿

（二）填空题

1. 油脂来源于_____，按在常温下的状态把油脂分为_____和_____。在常温下为液态的油脂称为油；在常温下为_____的油脂称为_____。

2. 从化学结构看，油脂都是由一分子_____与_____所形成的酯，结构通式为_____。

3. 设肥皂的主要成分是硬脂酸钠，将肥皂液分装在两支试管中，向第一支试管中加入稀 H_2SO_4，现象是_____。

（三）简答题

1. 如何用化学方法区别三油酸甘油酯和三硬脂酸甘油酯？

2. 油脂、蜡、磷脂在结构上的主要区别是什么？

（四）推导结构

有机物 A 的分子式为 $C_{57}H_{104}O_6$，在硫酸存在下发生水解，$A + 3H_2O \rightleftharpoons 3B + C$，其生成的有机物 C 中含有 3 个羟基，相对分子质量为 92，B 能与等物质的量的 NaOH 恰好中和，试求 A 和 B 的结构简式。

（商传宝）

第十一章 糖 类

一、本章要点

（一）糖类化合物概念和分类

从结构上看，糖类是多羟基醛、多羟基酮和它们的环状半缩醛、半缩酮及其缩合物。根据水解情况可将其分为单糖、低聚糖和多糖。

（二）单糖

1. 单糖的结构

（1）葡萄糖的开链结构与构型　葡萄糖的分子式为 $C_6H_{12}O_6$，属于己醛糖，分子中有 5 个羟基和 1 个醛基，有 4 个手性碳原子（C-2、C-3、C-4 和 C-5），其空间构型可用费歇尔投影式表示。

单糖构型的确定仍沿用 D/L 法。这种方法只考虑与羰基相距最远的一个手性碳的构型，此手性碳上的羟基在右边的为 D 型，在左边的为 L 型。

（2）葡萄糖的环状结构　成环时，葡萄糖的羰基与 C-5 上的羟基经加成反应形成稳定的六元环。葡萄糖存在 2 种环状结构，在水溶液中，任何一种均可通过开链结构相互转变，最后达到动态平衡状态。葡萄糖具有变旋光现象。

苷羟基与决定单糖构型的羟基（C-5 上的羟基）在碳链同侧的叫做 α 型，在异侧的称为 β 型。它们的不同点是 C-1 上的构型，因此又称为端基异构体。

为了较为真实地表示单糖的环状结构，通常采用哈沃斯式。

书写哈沃斯式时，粗线表示在纸平面的前面，细线则表示在后面。通常将氧原子写在环的右上角，碳原子编号按顺时针方向排列，将费歇尔投影式中位于碳链左侧的羟基写在环平面的上方，右侧的羟基写在环平面的下方。

对 D-型糖而言，C-5 上的羟甲基（—CH_2OH）写在环平面的上方，氢写在环平面的下方。C-1 上的苷羟基在环平面下方的是 α-型，在环平面上方的是 β-型。

糖通常以五元或六元环形式存在，当以六元环存在时，称吡喃糖；若以五元环存在时，称呋喃糖。

（3）果糖的结构　果糖是己酮糖，与葡萄糖互为同分异构体。其结构式中 C-3、C-4、C-5 的构型与葡萄糖相同。D-果糖开链结构中的 C-5 或 C-6 上的羟基可以和酮基结合生成半缩酮，因而可以形成呋喃环或吡喃环两种环状结构的果糖。

通常游离的果糖主要以吡喃环形式存在，而在结合状态时，主要以呋喃环形式存在。果糖也具有变旋光现象。

2. 单糖的化学性质

单糖在溶液中以环状结构与开链结构互变形式存在。因此，单糖的化学反应有的是以开链结构进行的，有的则以环状结构进行。

（1）单糖的差向异构化　在弱碱作用下，醛糖和酮糖能互相转化生成几种糖的混合物。

（2）氧化反应　无论是醛糖或酮糖，都能被多种氧化剂氧化，尤其是醛糖最易被氧化。所用氧化剂不同，氧化产物也不同。

（3）成苷反应 单糖环状结构中的半缩醛羟基比较活泼，在酸的催化下，半缩醛羟基可与含羟基的化合物如醇或酚的羟基脱水生成缩醛类化合物（称为苷），这样的反应称为成苷反应。

（4）成酯反应 人体内糖代谢的重要中间产物有葡萄糖和果糖的磷酸酯。

（5）脱水反应（显色反应） 莫立许反应（又称 α-萘酚反应）可用来鉴别所有的糖类化合物。

塞利凡诺夫反应（又称间苯二酚反应）可以区别醛糖和酮糖。

3. 核苷酸

核糖和 2-脱氧核糖都是戊醛糖，它们是核糖核酸和脱氧核糖核酸的重要组成成分。核苷酸是构成核酸的基本单位。单个核苷酸是由含氮有机碱（称碱基）、戊糖和磷酸三部分构成的。

（三）二糖

二糖可看成是一个单糖分子中的半缩醛羟基与另一个单糖分子中的半缩醛羟基或醇羟基之间脱水后的缩合产物。常见的二糖有麦芽糖和蔗糖，它们的分子式都是 $C_{12}H_{22}O_{11}$，互为同分异构体。

根据分子中是否含有苷羟基，双糖分为还原性双糖和非还原性双糖两类。蔗糖没有还原性，麦芽糖、半乳糖具有还原性。

（四）多糖

多糖是非还原性糖，没有变旋光现象，多糖也是糖苷，所以可以水解，在水解过程中，往往产生一系列的中间产物，最终完全水解得到单糖。如淀粉、糖原、纤维素水解的最终产物都是葡萄糖。

二、典型例题

1. 以葡萄糖的结构为例说明 D、L、（＋）、（－）、α、β 的意义是什么？

解 D 表示在葡萄糖的开链式结构中最大编号的手性碳原子（即 C-5）上的羟基在碳链的右侧；L 表示该羟基在左侧；这种划分是人为规定的。（＋）表示旋光方向为右旋，（－）表示为左旋，是由实验测得的。α 表示半缩醛羟基与葡萄糖构型中最大编号的手性碳原子上的羟基在碳链的同一侧，β 表示半缩醛羟基与葡萄糖构型中最大编号的手性碳原子上的羟基在碳链的异侧。

2. 直链淀粉、糖原和纤维素在结构上有什么区别？

解 直链淀粉是由多个葡萄糖单位以 α-1,4-苷键结合而成的；糖原的分子也是由葡萄糖单位以 α-1,4-苷键和 α-1,6-苷键连接而成，主链由 α-1,4-苷键连接而成，分支处为 α-1,6-苷键连接；纤维素是由上千个葡萄糖单位经 β-1,4-苷键连接而成的长链分子，一般无分支，分子链之间借助分子间氢键维系成束状，几个纤维束又像麻绳一样拧在一起形成绳索状分子。

3. 果糖是酮糖，为什么可以像醛糖一样有还原性？可是又不能跟溴水反应？鉴别酮糖和醛糖常用什么试剂？

解 果糖虽然是酮糖，但是在碱性介质中能发生差向异构化，转化成葡萄糖和甘露糖，二者都是己醛糖，所以果糖具有还原性。由于溴水显示弱酸性（pH＝6），在此条件下果糖很难发生差向异构化，因此果糖不能被溴水氧化。根据这一性质差别，常利用酸性溴水鉴别酮糖和醛糖。

4. 用化学方法区别葡萄糖、果糖、蔗糖、淀粉

解

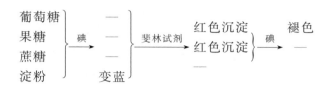

三、习题精选

（一）是非题（在正确的括号内打"√"，在错误的括号内打"×"）

1. 糖类都是高分子化合物。（　　　）

2. 任何糖类化合物在体内都可水解成葡萄糖。（　　　）

3. 糖类的分子组成中氢和氧的原子个数比一定是 2∶1。（　　　）

4. 糖类化合物都具有还原性。（　　　）

5. 果糖和葡萄糖互为同分异构体。（　　　）

6. 葡萄糖具有还原性，果糖无还原性。（　　　）

7. 果糖和葡萄糖在碱性条件下可以相互转化。（　　　）

8. 多糖一般无还原性。（　　　）

9. 蔗糖是一种还原性糖。（　　　）

10. 纤维素和淀粉互称同异构体。（　　　）

11. 符合通式 $C_n(H_2O)_m$ 的化合物都是糖。（　　　）

12. 斐林试剂可用来鉴别葡萄糖与果糖溶液。（　　　）

13. 碘遇淀粉变蓝是由于碘与淀粉生成了一种稳定的蓝色化合物。（　　　）

14. 人体内的淀粉酶只能水解 α-苷键，而不能水解 β-苷键。（　　　）

15. 单糖的化学反应都是以环状结构进行的。（　　　）

16. 甲基葡萄糖苷具有还原性。（　　　）

17. 纤维素水解的最终产物是 D-葡萄糖。（　　　）

18. 核糖和脱氧核糖都具有还原性。（　　　）

19. D-葡萄糖和 D-果糖是差向异构体。（　　　）

20. RNA 和 DNA 中所含的嘌呤碱相同。（　　　）

（二）选择题

1. 糖类物质（　　　）

　　A. 一定有甜味

　　B. 一定有还原性

　　C. 一定易溶于水

　　D. 是多羟基醛、多羟基酮和它们的环状半缩醛、半缩酮及其缩合物

2. 下列化合物中属于低聚糖的是（　　　）。

　　A. 葡萄糖　　　　　B. 蔗糖　　　　　　C. 果糖　　　　　　D. 淀粉

3. 自然界存在的葡萄糖是（　　　）

　　A. D 型　　　　　　B. L 型　　　　　　C. α 型　　　　　D. β 型

4. 麦芽糖属于（　　　）

　　A. 单糖　　　　　　B. 多糖　　　　　　C. 还原性二糖　　　D. 非还原性二糖

5. 下列是非还原性糖的是（　　　）。

　　　　A. 淀粉　　　　　　　　B. 葡萄糖　　　　　　　C. 核糖　　　　　　　D. 麦芽糖

6. 既能发生水解反应，又能发生银镜反应的物质是（　　　）。

　　　　A. 蔗糖　　　　　　　　B. 葡糖甲苷　　　　　　C. 麦芽糖　　　　　　D. 乙酸乙酯

7. 既能与班氏试剂作用，又能发生水解反应的是（　　　）。

　　　　A. 葡萄糖　　　　　　　B. 果糖　　　　　　　　C. 麦芽糖　　　　　　D. 蔗糖

8. 下列互为同分异构体的是（　　　）。

　　　　A. 核糖和葡萄糖　　　　　　　　　　　　B. 淀粉与糖原

　　　　C. 果糖与葡萄糖　　　　　　　　　　　　D. 淀粉与纤维素

9. 下列化合物中存在苷羟基的是（　　　）

　　　　A. 蔗糖　　　　　　　　　　　　　　　　B. α-葡萄糖-1-磷酸

　　　　C. β-葡萄糖甲苷　　　　　　　　　　　D. α-葡萄糖-6-磷酸

10. 下列属于还原糖的是（　　　）。

　　　　A. 蔗糖　　　　　　　　B. 果糖　　　　　　　　C. 糖原　　　　　　　D. 淀粉

11. 临床上常用检验尿中葡萄糖的试剂是（　　　）。

　　　　A. 班氏试剂　　　　　　B. 希夫试剂　　　　　　C. 斐林试剂　　　　　D. 托伦试剂

12. 葡萄糖和果糖的结构不同，因为（　　　）。

　　　　A. 葡萄糖是醛，而果糖是醚　　　　　　　B. 葡萄糖是酮，而果糖是醛

　　　　C. 葡萄糖是醛，而果糖是酮　　　　　　　D. 葡萄糖是酮，而果糖是醚

13. 下列化合物中属于戊醛糖的是（　　　）

　　　　A. 果糖　　　　　　　　B. 甘露糖　　　　　　　C. 核糖　　　　　　　D. 葡萄糖

14. 下列化合物中不能水解的糖是（　　　）。

　　　　A. 淀粉　　　　　　　　B. 核糖　　　　　　　　C. 麦芽糖　　　　　　D. 蔗糖

15. 下列能水解生成两种单糖的是（　　　）。

　　　　A. 麦芽糖　　　　　　　B. 蔗糖　　　　　　　　C. 糖原　　　　　　　D. 纤维素

16. 下列的糖不能被弱氧化剂氧化的是（　　　）。

　　　　A. 蔗糖　　　　　　　　B. 葡萄糖　　　　　　　C. 果糖　　　　　　　D. 麦芽糖

17. 淀粉水解的最终产物是（　　　）。

　　　　A. 葡萄糖　　　　　　　B. 麦芽糖　　　　　　　C. 糖原　　　　　　　D. 蔗糖

18. 下列物质属于糖的是（　　　）。

　　　　A. 纤维素　　　　　　　B. 生物碱　　　　　　　C. 氨基酸　　　　　　D. 蛋白质

19. 淀粉与下列试剂显蓝色的是（　　　）。

　　　　A. KI 溶液　　　　　　B. 碘溶液　　　　　　　C. 氯水溶液　　　　　D. 溴水溶液

20. 下列各组糖中都是多糖的是（　　　）。

　　　　A. 淀粉和葡萄糖　　　B. 淀粉和糖原　　　　　C. 淀粉和蔗糖　　　　D. 淀粉和麦芽糖

21. 对淀粉和纤维素叙述错误的是（　　　）。

　　　　A. 它们是同分异构体　　　　　　　　　　B. 都没有还原性

　　　　C. 它们水解产物都是葡萄糖　　　　　　　D. 都是天然高分子化合物

22. 直链淀粉是由 α-D-(＋)-葡萄糖通过（　　　）结合的。

　　　　A. α-1,4-苷键　　B. β-1,4-苷键　　　C. α-1,6-苷键　　　D. β-1,6-苷键

23. 能定性了解淀粉水解进行的程度的试剂是（　　　）。

　　　　A. 碘液　　　　　　　　B. α-萘酚　　　　　　C. 班氏试剂　　　　　D. 溴水

24. 在一定条件下，葡萄糖能与酸生成（　　）。
　　A. 酯　　　　　　　B. 苷　　　　　　　C. 盐　　　　　　　D. 醚
25. 麦芽糖中的苷键是（　　）
　　A. α-1,6-苷键　　B. β-1,4-苷键　　C. α-1,4-苷键　　D. α-1,2-苷键
26. 纤维素的基本结构单位是（　　）。
　　A. 果糖　　　　　　B. 核糖　　　　　　C. 葡萄糖　　　　　D. 脱氧核糖
27. 纤维素是由葡萄糖单位经（　　）连接而成的长链分子。
　　A. α-1,6-苷键　　B. β-1,4-苷键　　C. α-1,4-苷键　　D. α-1,2-苷键
28. 自然界中最甜的一种糖是（　　）。
　　A. 葡萄糖　　　　　B. 果糖　　　　　　C. 蔗糖　　　　　　D. 麦芽糖
29. 不具有变旋光性的糖溶液是（　　）。
　　A. 葡萄糖　　　　　B. 果糖　　　　　　C. 蔗糖　　　　　　D. 麦芽糖
30. 糖原中的苷键类型是（　　）。
　　A. α-1,6-苷键　　　　　　　　　　B. α-1,4-苷键
　　C. β-1,6-苷键　　　　　　　　　　D. α-1,4-苷键和 α-1,6-苷键
31. 淀粉的基本结构单位是（　　）。
　　A. 果糖　　　　　　B. 核糖　　　　　　C. 葡萄糖　　　　　D. 脱氧核糖
32. 葡萄糖与（　　）作用可以生成葡萄糖二酸。
　　A. 磷酸　　　　　　B. 硝酸　　　　　　C. 干燥的 HCl　　　D. 溴水
33. 下列各组化合物中分子式不相同的是（　　）。
　　A. 蔗糖和麦芽糖　　B. 果糖和葡萄糖　　C. 果糖和核糖　　　D. 葡萄糖和甘露糖
34. 下列不能成苷的糖是（　　）。
　　A. 葡萄糖　　　　　B. 果糖　　　　　　C. 蔗糖　　　　　　D. 麦芽糖
35. 糖类与醇的成苷反应进行的条件是（　　）。
　　A. 浓 H_2SO_4　　　B. P_2O_5　　　　　C. 干燥 HCl　　　　D. 无水 Na_2CO_3
36. 可不经过消化而直接被血液吸收的营养物质是（　　）。
　　A. 淀粉　　　　　　B. 蛋白质　　　　　C. 葡萄糖　　　　　D. 纤维素
37. 临床上化验病人尿液，加入班氏试剂，微热时若有砖红色沉淀生成，说明其中含有
（　　）。
　　A. 氯化钠　　　　　B. 蛋白质　　　　　C. 葡萄糖　　　　　D. 丙酮
38. 由 α-D-葡萄糖配制的溶液，当长时间放置后，则该水溶液中（　　）。
　　A. 只含有 α-D-葡萄糖
　　B. 全部转变为 β-D-葡萄糖
　　C. 不存在开链式的 D-葡萄糖
　　D. 含有 α-D-葡萄糖，β-D-葡萄糖及少量的开链式的 D-葡萄糖
39. 下列各组化合物均为戊醛糖的是（　　）。
　　A. 果糖和核糖　　　　　　　　　　　B. 蔗糖和麦芽糖
　　C. 淀粉和纤维素　　　　　　　　　　D. 核糖和脱氧核糖
40. 下列关于葡萄糖的叙述不正确的是（　　）。
　　A. 具有还原性　　　　　　　　　　　B. 分子式为 $C_6H_{12}O_6$
　　C. 具有氧化性　　　　　　　　　　　D. 是多羟基醛

（三）填空题

1. 糖类是由_____、_____、_____三种元素所组成。

2. 从结构上看，糖类是_____、_____和它们的_____、半缩酮及其缩合物。

3. 低聚糖又称_____，是指水解后能生成_____个单糖的糖类。

4. 葡萄糖的分子式为_____，分子中有_____个羟基和_____个醛基。

5. 单糖构型的确定只考虑与羰基相距最_____的一个手性碳的构型，此手性碳上的羟基在_____边的为 D 型，在_____边的为 L 型。天然存在的单糖绝大多数为_____型糖。

6. 苷羟基与决定单糖构型的羟基在碳链_____的叫做 α 型，在_____的称为 β 型。

7. 书写哈沃斯式时，通常碳原子编号按_____方向排列，将费歇尔投影式中位于碳链_____侧的羟基写在环平面的上方，_____侧的羟基写在环平面的下方。

8. 糖通常以_____元或_____元环形式存在，当以_____元环存在时，称吡喃糖；若以_____元环存在时，称呋喃糖。

9. 通常游离的果糖主要以_____环形式存在，而在结合状态时，主要以_____环形式存在。

10. 凡是能被_____试剂、_____试剂和_____试剂等碱性弱氧化剂氧化的糖称还原糖；临床上常用——试剂检测糖尿病患者尿中的葡萄糖。

11. 糖苷由_____和_____部分组成，_____部分称为苷元。连结糖与苷元之间的键称为_____键。

12. 若用_____作脱水剂，再与_____作用，_____糖反应较快，在 2min 左右显_____色，称为塞利凡诺夫反应。

13. 人体血液中的_____称血糖。正常人血糖浓度为_____。

14. 核苷酸是构成_____的基本单位。单个核苷酸是由_____、_____和_____三部分构成的。

15. 构成核苷酸的碱基分为_____和_____两类。

16. 根据分子中是否含有_____，二糖分为还原性双糖和非还原性双糖两类。

17. 蔗糖是由一分子_____C-1 上的_____和另一分子_____C-2 上的_____脱水，以_____（或_____）连接而成。在蔗糖分子中没有_____，因此蔗糖没有还原性。

18. 蔗糖在稀酸或酶的作用下，可水解生成 1 分子_____和 1 分子_____。

19. 直链淀粉又称_____，它是由多个_____单位以_____结合而成的。

20. 支链淀粉又称_____。主链由_____连接而成，分支处为_____连接。

21. 纤维素是由上千个_____单位经_____连接而成的长链分子。

（四）根据有机物名称写出其结构式

1. β-D-呋喃果糖　　2. β-D-吡喃果糖　　3. D-葡萄糖醛酸

4. D-葡萄糖酸　　5. α-1-磷酸吡喃葡萄糖　　6. α-6-磷酸吡喃葡萄糖

7. β-D-呋喃核糖　　8. β-D-2-脱氧呋喃核糖

（五）写出核糖与班氏试剂、溴水、稀硝酸、甲醇（干燥 HCl）等的反应式

（六）根据化学性质鉴别下列各组物质

1. 蔗糖、麦芽糖　2. 葡萄糖、蔗糖　3. 麦芽糖、蔗糖、果糖

4. 苯甲醛、葡萄糖、丙酮

（高前长）

第十二章　滴定分析概述

一、本章要点

滴定分析法是指将一种已知准确浓度的标准溶液滴加到被测物质的溶液中，直至所加标准溶液的物质的量与被测物质的物质的量按化学计量关系恰好反应完全，然后根据所加标准溶液的浓度和所消耗的体积，计算出被测物质含量的分析方法。

（一）滴定分析法的主要方法及滴定方式

（1）根据滴定介质和滴定液与待测物质所发生的化学反应的类型不同，滴定分析法可分为：酸碱滴定法、配位滴定法、氧化还原滴定法、沉淀滴定法、非水滴定法等。

（2）滴定分析法的滴定方式主要有：直接滴定法、返滴定法、置换滴定法、间接滴定法。

（二）标准溶液的配制方法

（1）基准物质　是指能够用于直接配制或标定标准溶液的纯物质称为基准物质。基准物质必须具备以下条件：①组成恒定并与化学式完全符合；②纯度应足够高（一般要求纯度在99.9%以上）；③性质要稳定；④最好具有较大的摩尔质量，以减少称量时的相对误差。

（2）直接配制法　通过称量基准物质直接配制标准溶液的方法。

（3）间接配制法　凡不能满足基准物质条件的试剂，均采用间接配制法。

（三）滴定分析计算依据

在滴定分析中对任一滴定反应，若用滴定液（T）滴定待测物质（A）时，其反应式可表示如下：

$$tT \ + \ aA \ \longrightarrow \ P$$

（滴定剂）（待测物）（生成物）

当滴定到达化学计量点时，其计量关系为：

$$\frac{n_T}{n_A} = \frac{t}{a} \Rightarrow n_A = \frac{a}{t} n_T \ 或 \ n_T = \frac{t}{a} n_A$$

（四）误差与偏差

用误差表示准确度；误差的表示方法有绝对误差和相对误差。

用偏差表示精密度；偏差表示方法有绝对偏差、平均偏差、相对平均偏差、标准偏差、相对标准偏差。

准确度与精密度的关系：精密度高，准确度不一定高；高精密度是获得高准确度的必要条件；精密度与准确度都高的测量结果才是可靠的。

（五）有效数字

1. 有效数字

有效数字是指在分析工作中实际能测量到且有实际意义的数字，由准确数字加一位估计数字组成，通常最后一位是可疑数字，其余的均为可靠数字。

2. 有效数字的记录、修约及运算规则

（1）有效数字记录的位数与仪器的精度有关，也是分析化学记录、处理数据所必须要求的，在记录有效数字时必须注意 0、pH、pM、pK 等；

（2）有效数字修约遵守"四舍六入五留双"规则，并且进行数字修约时只能一次修约到指定的位数，不能数次修约；

（3）有效数字的运算规则：对于加减法计算，应以参加运算的数字中小数点后位数最少（即绝对误差最大）的数字为依据。对于乘除法计算，积或商的有效数字位数应以其中有效数字位数最少（即相对误差最大）的那个数为依据。

（六）常见的几种滴定分析方法

1. 酸碱滴定法

以质子传递反应为基础的滴定分析法，用酸碱指示剂表明滴定的终点。HCl 溶液与 NaOH 溶液常作为滴定液，需用间接配制法现用现配。

2. 高锰酸钾法

利用高锰酸钾溶液作滴定剂的容量分析方法。常用的基准物是 $Na_2C_2O_4$，以 $KMnO_4$ 为自身指示剂指示终点。

3. 配位滴定法

配位滴定法是以配位反应为基础的滴定分析法。目前应用最多的滴定剂是 EDTA 等氨羧配合物。EDTA 标定常用 ZnO 或金属 Zn 为基准物，用 EBT 或二甲酚橙作指示剂。

二、典型例题

1. 已知分析天平能称准至 $\pm 0.1mg$，滴定管能读准至 $\pm 0.01mL$，若要求分析结果达到 0.1% 的准确度，问至少应用分析天平称取多少克试样？滴定时所用溶液体积至少要多少毫升？

解　称取试样时通常需称取两次，因此分析天平的称量误差为 $\pm 0.2mg$，为使分析结果的相对误差达到 0.1%，则至少应称取的试样质量 m 为：

$$\pm 0.1\% = \frac{\pm 0.2 \times 10^{-3}g}{m}$$

$$m = 0.2g$$

同样地，滴定管的读数误差为 $\pm 0.02mL$，为使分析结果的相对误差达到 0.1%，则滴定时所需的体积 V 至少为：

$$\pm 0.1\% = \frac{\pm 0.02mL}{V}$$

$$V = 20mL$$

2. 有一含 Na_2CO_3 与 NaOH 的混合物。现称取试样 $0.5895g$，溶于水中，用 $0.3000mol \cdot L^{-1}$ HCl 滴定至酚酞变色时，用去 HCl $24.08mL$，加入甲基橙后继续用 HCl 滴定，又消耗去 HCl $12.02mL$。试计算试样中 Na_2CO_3 与 NaOH 的质量分数。

解　根据题意得：

$$w_{Na_2CO_3} = \frac{cV_2M_{Na_2CO_3}}{m_s \times 1000} \times 100\% = \frac{0.3000 \times 12.02 \times 106.0}{0.5895 \times 10}\% = 64.84\%$$

$$w_{NaOH} = \frac{c(V_1-V_2)M_{NaOH}}{m_s \times 1000} \times 100\% = \frac{0.3000 \times (24.08-12.02) \times 40.00}{0.5895 \times 10}\% = 24.55\%$$

3. 欲配制 $c_{KMnO_4} \approx 0.020mol \cdot L^{-1}$ 的溶液 $500mL$，需称取 $KMnO_4$ 多少克？如何配制？

解　设需称取 $KMnO_4$ x 克

$$\frac{x}{M_{KMnO_4}} = cV$$

所以 $x = cVM_{\mathrm{KMnO_4}} = 0.020 \times 500 \times 10^{-3} \times 158.03 \approx 1.6g$

答：需称取 $KMnO_4$ 1.6g，因 $KMnO_4$ 为非基准物质，故用标定法进行配制，即先配近似浓度溶液，再用草酸钠标定。

4. 应在 500.0L 0.08000mol·L^{-1} NaOH 溶液中加入多少毫升 0.5000mol·L^{-1} NaOH 溶液，才能使最后得到的溶液浓度为 0.2000mol·L^{-1}?

解 设需加 x mL，则

$$500.0 \times 0.08000 + 0.5000x = 0.2000 \times (500.0 + x)$$

解得：$x = 200.0mL$

答：需加 200mL 0.5000mol·L^{-1} NaOH 溶液。

三、习题精选

(一) 是非题（在正确的括号内打"√"，在错误的括号内打"×"。）

1. 所谓化学计量点和滴定终点是一回事。（ ）

2. 所谓终点误差是由于操作者终点判断失误或操作不熟练而引起的。（ ）

3. 滴定分析的相对误差一般要求为小于 0.1%，滴定时消耗的标准溶液体积应控制在 10～15mL。（ ）

4. 凡是优级纯的物质都可用于直接法配制标准溶液。（ ）

5. 溶解基准物质时用移液管移取 20～30mL 水加入。（ ）

6. 测量的准确度要求较高时，容量瓶在使用前应进行体积校正。（ ）

7. 1L 溶液中含有 98.08g H_2SO_4，则 $c_{\frac{1}{2}H_2SO_4} = 2mol·L^{-1}$。（ ）

8. 用浓溶液配制稀溶液的计算依据是稀释前后溶质的物质的量不变。（ ）

9. 滴定管、移液管和容量瓶校准的方法有称量法和相对校准法。（ ）

10. 玻璃器皿不可盛放浓碱液，但可以盛酸性溶液。（ ）

11. 在没有系统误差的前提条件下，总体平均值就是真实值。（ ）

12. 分析纯的 NaCl 试剂，如不做任何处理，用来标定 $AgNO_3$ 溶液的浓度，结果会偏高。（ ）

13. 在进行某鉴定反应时，得不到肯定结果，如怀疑试剂已变质，应做对照试验。（ ）

14. 用 Q 检验法舍弃一个可疑值后，应对其余数据继续检验，直至无可疑值为止。（ ）

15. 配制硫酸、盐酸和硝酸溶液时都应将酸注入水中。（ ）

(二) 选择题

1. 万分之一分析天平可称准到小数点后（ ）。

    A. 一位   B. 两位   C. 三位   D. 四位

2. 下列可引起系统误差的是（ ）。

    A. 天平零点突然有变化   B. 天平砝码被腐蚀

    C. 操作人看错滴定管读数   D. 滴定时从锥形瓶中溅失少许试液

3. 由于天平不等臂造成的误差属于（ ）。

    A. 方法误差   B. 试剂误差   C. 仪器误差   D. 过失误差

4. 滴定管的读数误差为 ±0.02mL，若滴定时用去滴定液 20.00mL，则相对误差是（ ）。

　　　A. ±0.1%　　　　　B. ±0.01%　　　　C. ±1.0%　　　　D. ±0.001%

5. 空白实验只能减小（　　　）。
　　　A. 试剂误差　　　　B. 仪器误差　　　　C. 方法误差　　　　D. 操作误差

6. 减小偶然误差的方法是（　　　）。
　　　A. 对照实验　　　　B. 平行测定多次　　C. 校准仪器　　　　D. 严格操作

7. 系统误差产生的原因不包括（　　　）。
　　　A. 过失误差　　　　B. 方法误差　　　　C. 试剂误差　　　　D. 操作误差

8. 偶然因素产生的误差不包括（　　　）。
　　　A. 温度的变化　　　B. 湿度的变化　　　C. 气压的误差　　　D. 实验方法不当

9. 为消除测量中的偶然误差可做（　　　）。
　　　A. 对照实验　　　　　　　　　　　　　B. 空白实验
　　　C. 增加平行测定次数　　　　　　　　　D. 校正仪器

10. 下列属于操作误差的是（　　　）。
　　　A. 操作人员看错砝码面值
　　　B. 溶液溅失
　　　C. 用铬酸钾指示法测定氯化物时，滴定时没有充分振摇使终点提前
　　　D. 操作者对终点颜色的变化辨别不够敏锐

11. 精密度表示方法不包括（　　　）。
　　　A. 绝对偏差　　　　B. 相对偏差　　　　C. 平均偏差　　　　D. 相对平均偏差

12. "0" 不是有效数字的数据是（　　　）。
　　　A. 1.005　　　　　　B. 2.1000　　　　　C. pH=0.98　　　　D. 1.10

13. 记录万分之一分析天平的称量结果应为小数点后（　　　）。
　　　A. 一位　　　　　　B. 二位　　　　　　C. 三位　　　　　　D. 四位

14. 可取的实验结果是（　　　）。
　　　A. 准确度高，精密度差　　　　　　　　B. 精密度高，准确度不高
　　　C. 精密度高，准确度不高　　　　　　　D. 精密度不高，准确度不高

15. 对照试验是（　　　）。
　　　A. 已加液＋试剂的试验　　　　　　　　B. 样品液＋试剂的试验
　　　C. 蒸馏水＋试剂的试验　　　　　　　　D. 只加试剂的试验

16. 实际工作中表示精密度常用的方法是（　　　）。
　　　A. 绝对偏差　　　　B. 相对偏差　　　　C. 平均偏差　　　　D. 相对标准偏差

17. 化学计量点是指（　　　）
　　　A. 滴定液和被测物质质量完全相等的那一点
　　　B. 指示剂发生颜色变化的转折点
　　　C. 滴定液的物质的量和被测组分的物质的量恰好符合化学反应式所表示的化学计
　　　　　量关系时那一点
　　　D. 达到 25.00mL 时

18. 用直接法配制滴定液，最后应用的量器是（　　　）。
　　　A. 烧杯　　　　　　B. 量筒　　　　　　C. 锥形瓶　　　　　D. 容量瓶

19. 滴定分析法多用于（　　　）分析
　　　A. 微量　　　　　　B. 常量　　　　　　C. 半微量　　　　　D. 痕量

20. 滴定分析的相对误差一般情况下在（　　）。
　　A. 0.1%以下　　　　B. 0.2%以下　　　　C. 0.3%以下　　　　D. 0.2%～0.3%之间

21. $T_{B/A}$ 表示的意义是（　　）。
　　A. 1mL 滴定液相当于被测物质的质量
　　B. 1mL 滴定液中所含溶质的质量
　　C. 1L 滴定液相当于被测物质的质量
　　D. 1L 滴定液所含溶质的质量

22. 用无水 Na_2CO_3 标定 HCl 反应中，若 HCl 系数为 1 时 Na_2CO_3 的基本单元为（　　）。
　　A. 1　　　　　　　B. 2　　　　　　　C. 1/2　　　　　　D. 1/5

23. 若 $c_{\frac{1}{2}H_2SO_4}=0.1000\text{mol}\cdot\text{L}^{-1}$。则 $c_{H_2SO_4}=$（　　）。
　　A. $0.2000\text{mol}\cdot\text{L}^{-1}$　　　　　　　B. $0.1000\text{mol}\cdot\text{L}^{-1}$
　　C. $0.5000\text{mol}\cdot\text{L}^{-1}$　　　　　　　D. $0.05000\text{mol}\cdot\text{L}^{-1}$

24. 对于酸碱指示剂，全面而正确的说法是（　　）。
　　A. 指示剂为有色物质
　　B. 指示剂为弱酸或弱碱
　　C. 指示剂为弱酸或弱碱，其酸式或碱式结构具有不同颜色
　　D. 指示剂在酸碱溶液中呈现不同颜色

25. 弱碱性物质，使其碱性增强，应选择（　　）溶剂。
　　A. 酸性　　　　　　B. 碱性　　　　　　C. 中性　　　　　　D. 惰性

26. 酸碱滴定中，选择指示剂的依据是（　　）。
　　A. 根据指示剂 pH 选择　　　　　　　B. 根据实际需要选择
　　C. 根据理论终点 pH 选择　　　　　　D. 根据滴定终点 pH 选择

27. 在强酸性介质中，$KMnO_4$ 和还原性物质作用，生成（　　）。
　　A. MnO_4^-　　　　　B. MnO_4^{2-}　　　　C. Mn^{2+}　　　　D. MnO_2

28. $KMnO_4$ 法滴定所需的酸性介质是（　　）。
　　A. 硫酸　　　　　　B. 盐酸　　　　　　C. 磷酸　　　　　　D. 硝酸

（三）填空题

1. 滴定分析方法按滴定反应类型的不同，可分为_____、_____、_____、_____四种类型。

2. 滴定分析法中常用的滴定方式有_____、_____、_____和_____四种。

3. 用于直接配制标准溶液的纯净物质称为_____。

4. 常用于标定 HCl 溶液浓度的基准物质有_____和_____；常用于标定 NaOH 溶液的基准物质有_____和_____。

5. 精密度是指_____，表现了测定结果的_____，用_____表示。_____越小说明分析结果的精密度越高，所以_____的大小是衡量精密度大小的尺度。

6. 下列数据各为几位有效数字？
　　(1) 1.0081_____　　(2) 4.00340_____　　(3) 4.000×10^{-6}_____

7. 将下列数据修约成四位有效数字
　　(1) 53.6424_____　　(2) 0.78888_____

(3) 4.1326×10^{-7} _____ (4) 4000.24 _____

（四）简答题

1. 简述满足基准物质的基本条件。

2. 在滴定分析中，分析结果的准确度和精密度各表示什么意义？准确度和精密度的关系如何？

3. 滴定度有几种表示方法，它们之间的关系如何？

4. 常用的 HCl 和 NaOH 滴定液用什么方法配制？为什么？

5. EDTA 与金属离子的配合物有哪些特点？

（五）计算题

1. 将下列数据修约成四位有效数字。

(1) 53.6424　　(2) 0.78865　　(3) 4.1326×10^{-7}　　(4) 8.32251

2. 根据有效数字运算规则，计算下列算式。

(1) $19.469 + 1.537 - 0.0386 + 2.54$

(2) $0.0325 \times 5.103 \times 60.06 \div 139.8$

(3) pH = 0.06，求 [H^+]

3. 测定某试样中的 Cl 的含量，得到下列结果：10.48%、10.37%、10.47%、10.43%、10.40%，计算测定的平均值、平均偏差、相对平均偏差、标准偏差和相对标准偏差？

4. 配制浓度为 2.0mol·L^{-1} 下列物质溶液各 500mL，应各取其浓溶液多少毫升？

(1) 氨水（密度 0.89g·cm^{-3}，含 NH$_3$ 29%）

(2) 冰醋酸（密度 1.05g·cm^{-3}，含 HAc 100%）

(3) 浓硫酸（密度 1.84g·cm^{-3}，含 H$_2$SO$_4$ 96%）

5. 应在 500.0mL 0.08000mol·L^{-1} NaOH 溶液中加入多少毫升 0.5000mol·L^{-1} NaOH 溶液，才能使最后得到的溶液浓度为 0.2000mol·L^{-1}？

6. 要加多少毫升水到 1.000L 0.2000mol·L^{-1} HCl 溶液里，才能使稀释后的 HCl 溶液对 CaO 的滴定度 $T_{HCl/CaO} = 0.005000$g·mL^{-1}？

7. 准确称取 0.5877g 基准试剂 Na$_2$CO$_3$，在 100mL 容量瓶中配制成溶液，其浓度为多少？称取该标准溶液 20.00mL 标定某 HCl 溶液，滴定中用去 HCl 溶液 21.96mL，计算该 HCl 溶液的浓度。

8. 称取分析纯试剂 K$_2$Cr$_2$O$_7$ 14.709g，配成 500.0mL 溶液，试计算：

(1) K$_2$Cr$_2$O$_7$ 溶液的物质的量浓度；

(2) K$_2$Cr$_2$O$_7$ 溶液对 Fe 和 Fe$_2$O$_3$ 的滴定度；

（裴兰兰）

第十三章 紫外-可见分光光度法

一、本章要点

根据物质对一定波长光线的吸收程度以确定物质含量的分析方法称为吸收光度法或分光光度法，所使用的分析仪器为分光光度计。

（一）基本原理

1. 物质对光选择性吸收

不同物质的结构不同，能级分布也不相同，在光照的过程中，所吸收的光的波长也不同。因此，物质对光的吸收具有选择性。

2. 光的吸收定律

当一束平行单色光通过厚度为 l 的均匀、非散射的溶液时，吸光度与溶液浓度、液层厚度符合朗伯-比耳定律：

$$A = klc$$

当溶液的浓度 c 单位不同时，吸光系数 k 的表示方法不同。当溶液的浓度以物质的量浓度表示时，以摩尔吸光系数 ε 表示，其量纲为 $L \cdot mol^{-1} \cdot cm^{-1}$。当物质的浓度以百分数表示时，则以百分吸光系数 $E_{1cm}^{1\%}$ 表示，其量纲为 $100mL \cdot g^{-1} \cdot cm^{-1}$。

光的吸收定律不仅适用于均匀、无散射的溶液，也适用于均匀、无散射的气体和固体。吸光度具有加和性。

3. 吸收光谱

若用波长范围在紫外-可见光区的连续电磁波照射溶液，记录不同波长下溶液的吸光度，然后以波长 λ 为横坐标，以吸光度 A 为纵坐标描绘吸光度变化对波长的关系曲线图，即得紫外-可见吸收光谱图。不同物质由于其组成和结构不同，吸收光谱曲线一般都有其自身的一些特征，不同物质的吸收光谱曲线特性不同。同一物质，在一定波长下的吸光度随溶液浓度增加而增加，所得的吸收光谱曲线的图形相似，且 λ_{max} 值固定不变。

（二）分光光度计

1. 组成部件

紫外-可见分光光度计主要由光源、单色器（分光系统）、吸收池、检测器和信号处理系统五个主要部件组成。

2. 测定条件的选择

（1）显色条件的选择需要通过实验进行研究，通过绘制 A-c_R 曲线、A-pH 曲线、A-T 曲线和 A-t 曲线等关系曲线图等，选出使 A 值较高且较为平坦的有关条件的最佳值。

（2）透光率 T 在 $20\% \sim 65\%$（吸光度 A 在 $0.7 \sim 0.2$）范围内时，测定结果的相对误差较小，是测量的最适宜区域；在实验分析时，一般是根据吸收曲线选择溶液的最大吸收波长 λ_{max} 为测量波长。

（三）定性和定量分析方法

1. 定性分析

定性鉴别，一般采用对比法，常用方法有光谱一致性比较法、吸收光谱特征数据 λ_{max}、

ε_{max} 和 $E_{1cm}^{1\%}$ 比较法和吸光度（或吸光系数）比值比较法。

2. 定量分析

单一组分的测定常用标准曲线法、吸光系数法和标准对比法；多组分的测定，可根据各组分吸收光谱相互重叠的程度分别考虑测定的方法。

二、典型例题

1. 在进行定性定量分析时，如何选择仪器的测量条件？

解　从仪器角度出发选择适当的测量条件主要包括两方面：一是吸光度范围的选择，一般精度的分光光度计只有透光率 T 在 $20\%\sim65\%$（吸光度 A 在 $0.7\sim0.2$）范围内时，测定结果的相对误差较小，是测量的最适宜区域；二是入射光波长的选择，为了获得较高的灵敏度和准确度，一般是根据吸收曲线选择溶液的最大吸收波长 λ_{max} 为测量波长，当最强吸收峰的峰形比较尖锐时或有时为了消除干扰，则可选用吸收稍低、峰形稍平坦的次强峰或肩峰进行测定。

2. 某显色剂 R 与金属离子 M 和 N 分别形成有色络合 MR 和 NR，符合光的吸收定律，在某一波长测得 MR 和 NR 总吸光度 A 为 0.630。已知在此波长下 MR 的透光率为 30%，则 NR 的吸光度为多少？

解　由于吸光度具有加和性，即 $A=A_{MR}+A_{NR}$，又因为 $A=-\lg T$

所以 $A_{MR}=-\lg T_{MR}=-\lg 0.30=0.523$

$\quad\quad A_{NR}=A-A_{MR}=0.630-0.523=0.107$

3. 某酸性溶液含 0.088mg Fe^{3+}，用 KSCN 显色后稀释至 50mL，在 480nm 波长处用 1cm 比色皿测得吸光度为 0.740。计算 Fe-SCN 配合物的摩尔吸光系数，称取未知样品 0.0400g，处理后同样方法测得吸光度为 0.360，计算样品中铁的含量。（已知铁的摩尔质量为 55.85g·mol^{-1}）

解　根据光吸收定律 $A=\varepsilon lc$，所以

$$\varepsilon=\frac{A}{lc}=\left(\frac{0.740}{1\times\dfrac{0.088\times10^{-3}}{55.85\times0.050}}\right)L\cdot mol^{-1}\cdot cm^{-1}=2.35\times10^{4}L\cdot mol^{-1}\cdot cm^{-1}$$

因为 $\dfrac{A_1}{A_2}=\dfrac{klc_1}{klc_2}=\dfrac{c_1}{c_2}$

所以 $c_2=\dfrac{A_2c_1}{A_1}=\dfrac{0.360\times0.088}{0.740}=0.0428$mg

铁的百分含量 $=\dfrac{0.0428}{0.0400\times1000}\times100=0.11\%$

4. 根据光吸收定律 $A=\varepsilon lc=-\lg T$，设 $\varepsilon=2.5\times10^{4}L\cdot mol^{-1}\cdot cm^{-1}$，$l=1cm$，现在有五个标准溶液，它们的浓度 c 分别为 $4.0\times10^{-6}mol\cdot L^{-1}$，$8.0\times10^{-6}mol\cdot L^{-1}$，$1.2\times10^{-5}mol\cdot L^{-1}$，$1.6\times10^{-5}mol\cdot L^{-1}$，$2.0\times10^{-5}mol\cdot L^{-1}$，绘制以 c 为横坐标、T 为纵坐标的 T-c 关系曲线图。为什么这样的曲线图不能作定量分析标准曲线？请绘制出可作定量分析的标准曲线。

解　吸光度 A 与吸光物质的含量成正比，这是光度法进行定量分析的基础，标准曲线是以 c 为横坐标、A 为纵坐标的图形。而透光率 $T=10^{-A}$，T-c 呈指数关系，不便作定量分析标准曲线。图 13-1、图 13-2 分别是 T-c 和 A-c 的图形。A-c 曲线是可作定量分析的标准曲线。

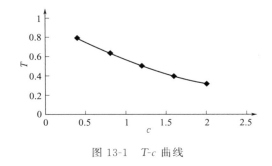

图 13-1　*T-c* 曲线

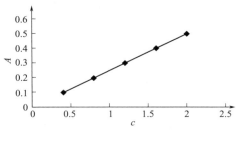

图 13-2　*A-c* 标准曲线

三、习题精选

（一）是非题（在正确的括号内打"√"，在错误的括号内打"×"。）

1. 分光光度法是根据溶液对光有选择性吸收及朗伯-比耳定律对物质进行定性和定量分析的一种方法。（　　）

2. 紫外-可见分光光度法灵敏度高，特别适用常量组分的测定。（　　）

3. 有色溶液的吸光度随着溶液浓度的增大而增大，所以吸光度与溶液的浓度成正比关系。（　　）

4. 在分光光度分析法中，溶液浓度越大，吸光度越大，测量结果越准确。（　　）

5. 紫外-可见分光光度计使用的吸收池是用石英制造的。（　　）

（二）选择题

1. 人眼能感觉到的光称可见光，其波长范围是：（　　）
　　A. 400～760nm　　　　B. 200～320nm　　　　C. 200～1000nm　　　D. 360～800nm

2. 透光率 $T=0.50$，其吸光度为（　　）。
　　A. 0.75　　　　　　　B. 0.25　　　　　　　C. 0.30　　　　　　　D. 0.10

3. 朗伯-比耳定律说明，当一束单色光通过均匀的有色溶液时，有色溶液的吸光度与（　　）成正比。
　　A. 溶液的温度
　　B. 溶液的酸度
　　C. 溶液的浓度和液层厚度的乘积
　　D. 反应时间

4. 一瓶看不到明显颜色的溶液，其与分光光度测定有关的正确说法是（　　）。
　　A. 不能进行光度分析　　　　　　　　　B. 显色后可进行光度分析
　　C. 光度分析灵敏度低　　　　　　　　　D. 无法判别是否能进行光度分析

5. 吸光度 $A=0.7$，其透光率为（　　）。
　　A. 20%　　　　　　　B. 40%　　　　　　　C. 15%　　　　　　　D. 50%

6. 紫外-可见分光光度法根据辐射本质和能量传递方式分类属于（　　）。
　　A. 原子荧光光谱法　　　　　　　　　　B. 分子吸收光谱法
　　C. 原子发射光谱法　　　　　　　　　　D. 原子吸收光谱法

7. 以下说法正确的是（　　）。
　　A. 透光率 T 随比色皿加厚而增大
　　B. 摩尔吸光系数 ε 随波长而变

    C. 溶液的透光率越大，说明对光的吸收越强

    D. 石英比色皿不适于紫外区使用

8. 符合朗伯-比耳定律的有色溶液浓度改变时，最大的吸收波长 λ_{max} 和峰高的变化情况是（　　　）。

    A. λ_{max} 向长波移动，峰高不变

    B. λ_{max} 向短波移动，峰高也改变

    C. λ_{max} 不移动，峰高也不改变

    D. λ_{max} 不移动，峰高改变

9. 吸收曲线是在一定条件下以入射光波长为横坐标、吸光度为纵坐标所描绘的曲线，又称为（　　　）。

    A. $A\text{-}c$ 曲线　　　　B. $A\text{-}\lambda$ 曲线　　　　C. 滴定曲线　　　　D. 工作曲线

10. 标准曲线是在一定条件下以吸光度为横坐标、浓度为纵坐标所描绘的曲线，又称为（　　　）。

    A. $A\text{-}c$ 曲线　　　　B. $A\text{-}\lambda$ 曲线　　　　C. 滴定曲线　　　　D. 工作曲线

11. 以下说法错误的是（　　　）

    A. 摩尔吸光系数 ε 随浓度增大而增大

    B. 吸光度 A 随浓度增大而增大

    C. 吸光度 A 随比色皿加厚而增大

    D. 透光率 T 随浓度增大而减小

12. 符合朗伯-比耳定律的某有色溶液，通过 1cm 比色皿，测得透光率为 80%，若通过 5cm 的比色皿，其透光率为（　　　）。

    A. 80.5%　　　　B. 40.0%　　　　C. 32.7%　　　　D. 67.3%

13. 紫外-可见分光光度法是基于被测物质对（　　　）。

    A. 光的折射　　　　B. 光的散射　　　　C. 光的衍射　　　　D. 光的吸收

14. 关于光的本质，描述正确的是（　　　）。

    A. 光具有发射性　　　　　　　　　B. 光能传播能量

    C. 光具有波粒二象性　　　　　　　D. 光是电磁波

15. 以下说法错误的是（　　　）。

    A. 有色溶液的吸收峰和最大吸收波长均随浓度增加而增大

    B. 分光光度计检测器直接测定的是透射光的强度

    C. 石英比色皿适于紫外区使用

    D. 光谱分析比较适宜的吸光度范围是 0.2～0.7

16. 符合朗伯-比耳定律的某有色溶液，当有色物质的浓度增加时，吸光度和最大吸收波长分别是（　　　）。

    A. 不变、增加　　B. 不变、减少　　C. 增加、不变　　D. 减少、不变

17. 符合朗伯-比耳定律的有色溶液的吸光系数越大，则表明（　　　）。

    A. 该物质的相对分子质量越大　　　　B. 入射光的波长越大

    C. 有色溶液的浓度越大　　　　　　　D. 测定时灵敏度越高

18. 在符合朗伯-比耳定律的条件下，有色物质的浓度、最大吸收波长、吸光度三者的关系表述正确的是（　　　）。

    A. 浓度增加，则最大吸收波长增加、吸光度增加

B. 浓度增加，则最大吸收波长减小、吸光度不变

C. 浓度减小，则最大吸收波长不变、吸光度增加

D. 浓度减小，则最大吸收波长不变、吸光度减小

19. 同一物质，在一定波长下的吸光度随溶液浓度增加而增加，所得的吸收光谱曲线（　　）。

  A. 图形相似   B. 图形不同   C. λ_{max} 值发生变化 D. 图形一样

20. 应用于可见光区及紫外光区的吸收池材质应选用（　　）。

  A. 光学玻璃 B. 有机玻璃 C. 石英   D. 硬质塑料

21. 关于紫外-可见分光光度计吸收池部件说法错误的是（　　）。

  A. 使用时应保持吸收池清洁

  B. 玻璃吸收池用于可见光区及紫外光区

  C. 吸收池的光学面必须完全垂直于光束方向

  D. 吸收池要挑选配对

22. 符合朗伯-比耳定律的有色溶液 50mL，其中含有色物质 0.1mmol，用 1.0cm 吸收池在某波长下，测得百分透光率为 10%，则该物质的摩尔吸光系数为（　　）。

  A. $1.0 \times 10^2 \text{L} \cdot \text{mol}^{-1} \cdot \text{cm}^{-1}$ B. $2.0 \times 10^2 \text{L} \cdot \text{mol}^{-1} \cdot \text{cm}^{-1}$

  C. $5.0 \times 10^2 \text{L} \cdot \text{mol}^{-1} \cdot \text{cm}^{-1}$ D. $1.0 \times 10^3 \text{L} \cdot \text{mol}^{-1} \cdot \text{cm}^{-1}$

23. 以下关于紫外-可见分光光度法说法错误的是（　　）。

  A. 灵敏度较高 B. 准确度较好 C. 选择性好 D. 应用范围较窄

24. 一有色溶液对某波长光的吸收遵守朗伯-比尔定律。当选用 2.0cm 的比色皿时，测得吸光率为 A，现改用 1.0cm 的吸收池，则吸光率应为（　　）。

  A. $2A$ B. $\dfrac{1}{2}A$ C. A^2 D. A^{-2}

25. 单色器是能从光源辐射的复合光中分出单色光的光学装置，其中起分光作用的是（　　）。

  A. 入射狭缝 B. 准光器 C. 色散元件 D. 聚焦元件

（三）填空题

1. 朗伯-比耳定律：$A = klc$，其中符号 k 代表＿＿＿＿＿，l 代表＿＿＿＿＿，c 代表＿＿＿＿＿。

2. 光度计的种类和型号繁多，但都是由下列主要部件组成：＿＿＿＿＿、＿＿＿＿＿、＿＿＿＿＿、＿＿＿＿＿、＿＿＿＿＿。

3. 紫外-可见分光光度计中有＿＿＿＿＿和＿＿＿＿＿两种光源。

4. 物质对光的吸收具有＿＿＿＿＿。

5. 紫外-可见吸收光谱图，是以＿＿＿＿＿为横坐标，以＿＿＿＿＿为纵坐标绘制的曲线图。

6. 溶液对光的吸收程度，与＿＿＿＿＿、＿＿＿＿＿及＿＿＿＿＿等因素有关。

7. 比例系数 k 是物质的＿＿＿＿＿，其值越大，表明溶液对特定波长光的＿＿＿＿＿，测定的＿＿＿＿＿愈高。

8. 在光谱分析时，为了获得较高的灵敏度和准确度，一般是根据吸收曲线选择溶液的＿＿＿＿＿为测量波长。

9. 符合朗伯-比耳定律的一有色溶液，当浓度改变时，其最大吸收波长 λ_{max} ＿＿＿＿＿，摩尔吸光系数＿＿＿＿＿。（填变或不变）

10. 白光照射溶液时，溶液中的溶质分子或离子选择性地吸收白光中的某一色光，并将

这一色光的补色光透过溶液，溶液的颜色呈现_____颜色。

（四）简答题

1. 什么是光的基本定律（朗伯-比耳定律）？

2. 紫外-可见分光光度法的优点有哪些？

3. 简述分光光度计的工作原理。

4. 什么是吸收池，在紫外-可见分光光度法中如何选择？

5. 紫外-可见分光光度法入射光波长如何选择？

（五）计算题

1. 某试液用 2cm 吸收池测量时，$T=60\%$，若改用 1cm 或 3cm 吸收池，T 及 A 等于多少？

2. 浓度为每 50mL 含 Cu^{2+} 25.5μg 的溶液，用双环己酮草酰二腙光度法进行测定，于波长 600nm 处用 2cm 吸收池进行测量，测得 $T=50.5\%$，求摩尔吸光系数 ε。（已知铜的摩尔质量为 63.546g·mol^{-1}）

3. 某有色配合物的 0.001% 的水溶液在 510nm 处，用 2cm 吸收池以水作参比测得透光率为 42.0%。已知 $\varepsilon=2.5\times10^3$ L·mol^{-1}·cm^{-1}，求此配合物溶液的浓度。

（程　锦）

各章习题参考答案

第一章　习题参考答案

（一）是非题（在正确的括号内打"√"，在错误的括号内打"×"）

1. ×	2. ×	3. ×	4. √	5. ×	6. ×
7. ×	8. √	9. √	10. √	11. √	12. √

（二）选择题

1. C	2. B	3. D	4. D	5. C	6. A
7. B	8. C	9. D	10. C	11. A	12. B
13. C	14. A	15. B	16. C	17. C	18. D

（三）填空题

1. 扩散　　2. 渗透　　3. 280～320；280；320；等渗；高渗　　4. 散射

5. $[(AgI)_m \cdot nI^- \cdot (n-x)K^+]^{x-} \cdot xK^+$，负　　6. $[(AgI)_m \cdot nAg^+ \cdot (n-x)NO_3^-]^{x+} \cdot xNO_3^-$

7. 阴，$K_2C_2O_4$　　8. 降低　　9. 既有亲水基，又有亲油基

10. 水包油，油包水

（四）简答题

1. 答　一种或几种物质分散在另一种（或几种）物质中所形成的体系称为分散系，其中被分散的物质称为分散相（或分散质），而容纳分散相的连续介质则称为分散介质（或分散剂）。蔗糖水就是一种分散系，其中蔗糖分子是分散相，水是分散介质。

2. 答　明矾 $KAl(SO_4)_2 \cdot 12H_2O$ 能用于净水，是利用明矾水解生成 $Al(OH)_3$ 正溶胶，与带负电荷的胶体污物发生相互聚沉而除去水中杂质的；江河入海口容易形成三角洲是因为河水和海水的成分不同，所含的胶体微粒就不同，当带正电的胶粒与带负电胶粒相遇时，就发生胶体的聚沉，产生了沉淀。

3. 答　若将 $50g \cdot L^{-1}$ 葡萄糖和 $9g \cdot L^{-1}$ NaCl 溶液混合，则混合液仍是等渗溶液。因为溶液的渗透压与溶液中渗透活性物质的总物质的量浓度有关，混合前两种溶液均为等渗溶液，混合后渗透活性物质的粒子数没有改变，故仍为等渗溶液。

（五）计算题

1. 解　已知生理盐水的质量浓度为 $9g \cdot L^{-1}$

补充 $0.05mol\ Na^+(NaCl)$，即 $58.5g \cdot mol^{-1} \times 0.05mol = 2.925g$

$$V = \frac{m_B}{\rho_B} = \frac{2.925g}{9g \cdot L^{-1}} = 0.325L = 325mL$$

答：需生理盐水 325mL。

2. 解　已知 $m = 0.101g$，$\pi = 4.34kPa$，$V = 0.01L$，根据式 $M = \frac{mRT}{\pi V}$ 可得：

$$M = \frac{mRT}{\pi V} = \frac{0.101g \times 8.31kPa \cdot L \cdot K^{-1} \cdot mol^{-1} \times 298.15K}{4.34kPa \times 0.01L} = 5766g \cdot mol^{-1}$$

答：胰岛素的摩尔质量为 $5766g \cdot mol^{-1}$。

3. 解　$0.278mol \cdot L^{-1}$ 葡萄糖溶液的渗透浓度为：$0.278mol \cdot L^{-1}$；生理盐水的渗透浓度为：$0.154mol \cdot L^{-1} \times 2 = 0.308mol \cdot L^{-1}$

第二章　习题参考答案

（一）选择题

1. B	2. A	3. B	4. D	5. D	6. B

7. D	8. C	9. A	10. B	11. A	12. B
13. A	14. D	15. A	16. C	17. B	18. A
19. B	20. D	21. A	22. B	23. C	24. B
25. A	26. C	27. C	28. D	29. C	30. D

（二）填空题

1. 反应物结构　2. 增大　3. 气体，反比　4. 增大，减小　5. 不可逆反应

6. 密闭容器中反应不能进行到底　7. 0.8mol，0.1mol，0.3mol

8. $\dfrac{c_{NH_3}}{c_{N_2}^{\frac{1}{2}} c_{H_2}^{\frac{3}{2}}}$　9. 向右，向左　10. 吸热，相等

（三）计算题

1. 解　根据化学反应方程，得：

$$CO(g) + H_2O(g) \Longleftrightarrow H_2(g) + CO_2(g)$$

起始浓度	2	3	0	0
转化浓度	1.2	1.2	1.2	1.2
平衡浓度	0.8	1.8	1.2	1.2

所以　$K^{\ominus} = \dfrac{[H_2][CO_2]}{[CO][H_2O]} = \dfrac{1.2 \times 1.2}{0.8 \times 1.8} = 1$

CO 的转化率：$\dfrac{1.2}{2} \times 100\% = 60\%$

H_2O 的转化率：$\dfrac{1.2}{3} \times 100\% = 40\%$

2. 解　设有 x mol·L^{-1} 的 CO 转化为 CO_2

$$FeO(s) + CO(g) \Longleftrightarrow Fe(s) + CO_2(g)$$

起始浓度/mol·L^{-1}	0.05	0.01
平衡浓度/mol·L^{-1}	0.05$-x$	0.01$+x$

$$K^{\ominus} = \dfrac{0.01+x}{0.05-x} = 0.5$$

$$x = 0.01 \text{mol} \cdot L^{-1}$$

$$c_{CO} = 0.04 \text{mol} \cdot L^{-1} \qquad c_{CO_2} = 0.02 \text{mol} \cdot L^{-1}$$

第三章　习题参考答案

（一）写出下列各碱的共轭酸的化学式

H_2O	CN^-	H_2CO_3	HCO_3^-	Ac^-	HPO_4^{2-}	Cl^-
H_3^+O	HCN	无	H_2CO_3	HAc	$H_2PO_4^-$	HCl

（二）是非题（在正确的括号内打"√"，在错误的括号内打"×"）

1. ×	2. ×	3. ×	4. √	5. ×	6. ×	7. ×

（三）选择题

1. C	2. A，D	3. D	4. C	5. D，C	6. C
7. D	8. C	9. C	10. B	11. D	12. A
13. A	14. B	15. B	16. D		

（四）填空题

1. NH_4^+、H_3PO_4、OH^-、NO_3^-，HS^-、HCO_3^-、HSO_4^-

2. 乳酸钠，碱性；氯化铵，酸性

3. HCO_3^-，H_2CO_3

4. H_3^+O，OH^-

5. 缓冲对的总浓度，缓冲比
（五）计算题
  1. 2.39   2. 2.10   3. 6.07，3.93   4. 2.43
  5. 7.40 正常人；7.20 酸中毒；7.55 碱中毒

第四章　习题参考答案

（一）是非题（在正确的括号内打"√"，在错误的括号内打"×"）
  1. √   2. ×   3. ×   4. ×   5. ×   6. √   7. √   8. √
  9. √   10. √   11. ×   12. ×   13. √   14. ×   15. ×

（二）选择题
  1. A   2. D   3. B   4. A   5. D   6. C   7. A
  8. A   9. B   10. C

（三）填空题
  1. 多齿配体，环状，内配合物 2. $[Co(SCN)_4]^-$，Na^+，离子键；Co^{3+}，SCN^-，4
  3. Co^{2+}，CN^-，6 4. 孤对电子，中心离子 5. 配体，4，6

（四）指出下列配离子中中心离子的氧化态和配位数。

序　号	配离子化学式	中心离子氧化数	配位数
1	$[Zn(NH_3)_4]^{2+}$	+2	4
2	$[Cr(en)_3]^{3+}$	+3	6
3	$[Fe(CN)_6]^{3-}$	+3	6
4	$[Pt(CN)_4(NO_2)I]^{2-}$	+4	6
5	$[Pt(NH_3)_4(NO_3)Cl]^{2+}$	+4	6

（五）写出 $[Co(NH_3)_6]Cl_3$ 各部分的名称。
  解

（六）根据化学式写出下列配合物的名称或根据名称写出化学式。
  1. $[Ag(NH_3)_2]NO_3$ 2. $Fe[Fe(SCN)_6]$ 3. $K_2[PtCl_4]$
  4. $[CoCl_2(NH_3)_2(en)]^+$ 5. $[Co(NH_3)_4(H_2O)_2]_2(SO_4)_3$
  6. 四氰合铜（Ⅱ）离子 7. 氯化二氯·三氨·二水合钴（Ⅲ）
  8. 二氯·乙二胺合铂（Ⅱ） 9. 六氰合铁（Ⅱ）酸钾 10. 六氰合铁（Ⅲ）酸钾

第五章　习题参考答案

（一）是非题（在正确的括号内打"√"，在错误的括号内打"×"）
  1. ×   2. √   3. ×   4. ×   5. √   6. ×   7. √   8. ×

（二）选择题
  1. C   2. A   3. D   4. D   5. B   6. B   7. B
  8. D   9. C   10. B   11. A   12. B   13. C   14. B
  15. B   16. C   17. B   18. D

（三）填空题
  1. 烃，有机化合物 2. 分子式，分子结构 3. sp^3、sp^2、sp，sp^3，sp^2，sp

4. σ键，π键 5. CH_2，同系物 6. 伯碳，仲碳，叔碳，季碳

7. 烯烃，C_nH_{2n}；炔烃，C_nH_{2n-2} 8. 环烷烃，苯

（四）根据下列有机物结构式写出其名称，或根据有机物名称写出其结构式

1. 新戊烷 2. 2,3-二甲基-1-丁烯 3. 3-甲基-1-戊炔

4. 菲 5. 1,2,3-三甲基环戊烷 6. 间二甲苯

7. [structure] 8. H_3C—[benzene]—NO_2 9. [structure]

10. [naphthalene] 11. [cyclohexene]—CH_3 12. [structure]

（五）完成下列化学反应方程式

1. $CH_3Cl_2CH_3$ 2. CH_3CH_2OH 3. $CH_2BrCH_2CH_2Br$

4. O_2N—[benzene]—NO_2 5. $(CH_3)_3C$—[benzene]—$COOH$

（六）根据化学性质鉴别下列各组有机物

1. 乙烷 | 溴水 —
   乙烯 | → 褪色

2. 丙烯 | $KMnO_4$，H^+ 褪色
   环丙烯 | →

3. 环丙烷 | 溴水 褪色
   环己烷 | → —

4. 环戊烷 | $KMnO_4$，H^+ 褪色
   环戊烯 | →

5. 苯 | $KMnO_4$，H^+ —
   乙苯 | → 褪色

6. 环己烯 | 溴水 褪色
   苯 | → —

第六章 习题参考答案

（一）是非题（在正确的括号内打"√"，在错误的括号内打"×"）

1. × 2. √ 3. × 4. × 5. √ 6. × 7. √ 8. √

（二）选择题

1. B 2. D 3. C 4. C 5. C 6. A 7. B 8. D

9. B 10. D 11. D 12. D 13. D 14. C 15. D 16. C

17. C 18. D

（三）填空题

1. 羟基，$C_nH_{2n+2}O$

2. 加氧，脱氢，加氢，脱氧，醛，酮，醚，砜

3. （1）a 与 b （2）b，a，d，c

4. 5（1）甲酚，3 （2）苯甲醚，[benzene]—O—CH_3 （3）苯甲醇，[benzene]—CH_2OH

5. 甲醇，木醇或木精，苯酚，石炭酸

（四）根据下列有机物结构式写出其名称，或根据有机物名称写出其结构式

1. 3-甲基-3-戊醇 2. 2-甲基-2-丙醇

3. 4-甲基-1，6-庚二烯-4-醇 4. 2-甲基-3-戊炔醇

5. 5-甲基-2-异丙基环己醇 6. 4-甲基苯甲醇

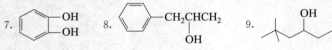

7. [benzene with OH OH] 8. [benzene]—CH_2CHCH_2 with OH 9. [structure with OH]

10. [structure with SH] 11. [benzene]—O—$CH(CH_3)_2$ 12. CH_3CH_2—S—$CH(CH_3)_2$

（五）完成下列化学反应方程式

1. $CH_2\!\!=\!\!C(CH_3)_2$ 2. $CH_3CH_2CH_2ONO_2$ 3.

4. —SNa 5.

（六）根据化学性质鉴别下列各组有机物

1. 乙醇 $\xrightarrow{KMnO_4，H^+}$ 褪色
   庚烷 $\phantom{\xrightarrow{KMnO_4，H^+}}$ —

2. 异丙醇 $\xrightarrow{KMnO_4，H^+}$ 褪色
   甲乙醚 $\phantom{\xrightarrow{KMnO_4，H^+}}$ —

3. 正丙醇 $\xrightarrow{KMnO_4，H^+}$ 褪色
   叔丁醇 $\phantom{\xrightarrow{KMnO_4，H^+}}$ —

4. 苯酚 $\xrightarrow{溴水}$ 白色沉淀
   乙醚 $\phantom{\xrightarrow{溴水}}$ —

5. 2,3-丁二醇 $\xrightarrow{氢氧化铜}$ 绛蓝色
   2,4-丁二醇 $\phantom{\xrightarrow{氢氧化铜}}$ —

6. 对甲苯酚 $\xrightarrow{氯化铁}$ 显色
   苯甲醇 $\phantom{\xrightarrow{氯化铁}}$ —

第七章　习题参考答案

（一）选择题

1. B	2. D	3. B	4. A	5. C	6. A	7. C
8. B	9. C	10. C	11. D	12. A	13. D	14. B
15. A	16. C	17. D	18. B	19. B	20. B	

（二）填空题

1. 羰基（或—$\overset{O}{\overset{\|}{C}}$—），醛　2. 脂肪族甲基酮和八个碳原子以下的环酮　3. 甲醛

4. 银镜反应　5. 溶液由无色变为紫红色　6. 甲醛，丙酮　7. 伯醇，仲醇

8. 黄色碘仿沉淀，碘仿

（三）根据下列有机物结构式写出其名称，或根据有机物名称写出其结构式

1. 3,3-二甲基丁醛　2. 4-苯基-2-戊烯醛　3. 环己酮肟　4. 3-甲基环己酮　5. 2-丁烯醛

6. 4-戊烯-2-酮　7. 2,2-二甲基环戊酮　8. $CH_3C\overset{O}{\overset{\|}{}}H_2C\overset{O}{\overset{\|}{}}CH_3$　9. O_2N——CHO

10.

（四）完成下列化学反应方程式

1. $H_3C\!-\!\underset{CH_3}{\overset{OH}{\underset{|}{\overset{|}{C}}}}\!-\!CN$ 2. H_3C——CH_2OH 3. $CH_3CH\overset{OCH_3}{\underset{OCH_3}{<}}$

4. $\overset{O}{\overset{\|}{C}}$—COONa $+$ $CHI_3\downarrow$ 5. $CH_3CH_2CH_2CH_2OH$ 6. —$CH\!\!=\!\!CHCHO$

7. $\overset{CH_3}{\underset{CH_3}{>}}C\!\!=\!\!N\!-\!OH$ 8. $CH_3COONa+CHI_3\downarrow$

（五）根据化学性质鉴别下列各组有机物

1. 乙醇 ⎱ $\xrightarrow{NaOH+I_2}$ CHI_3（黄色沉淀）
　 丙醇 ⎰ ——

2. 丙酮 ⎱ 托伦试剂 ——
　 苯甲醛 ⎰ 　　　　银镜反应

3. 2-戊酮 ⎱ $\xrightarrow{NaOH+I_2}$ CHI_3（黄色沉淀）
　 3-戊醇 ⎰ ——

4. 甲醛 ⎱ 斐林试剂 铜镜反应
　 丁醛 ⎰ 　　　　砖红色沉淀

第八章　习题参考答案

（一）是非题（在正确的括号内打"√"，在错误的括号内打"×"）

1. ×　　2. √　　3. √　　4. ×　　5. √　　6. √　　7. √

8. ×　　9. √　　10. ×

（二）选择题

1. B　　2. C　　3. A　　4. D　　5. B　　6. B　　7. A

8. D　　9. C　　10. B　　11. B　　12. B　　13. D　　14. D

15. B　　16. B　　17. D　　18. D　　19. B　　20. B

（三）填空题

1. 羟基酸，酮酸　2. 强，碳酸钠，碳酸氢钠　3. 乙酸丙酯，水

4. 乙二酸，二，强，脱酸，甲酸，二氧化碳　5. 乳酸，丙酮酸

6. 水杨酸，酚羟基，乙酰水杨酸　7. 乙二酸，碳酸　8. 醋酸，乙酰基

9. 安息香酸，防腐剂　10. 镜像，相反，相同

（四）根据下列有机物结构式写出其名称，或根据有机物名称写出其结构式

1. 2-甲基丙酸　　　　　　2. 酒石酸　　　　　　3. 邻苯二甲酸

4. 柠檬酸　　　　　　　　5. 乙酐　　　　　　　6. 顺-2-丁烯酸

7. HOOC—COOH

8. 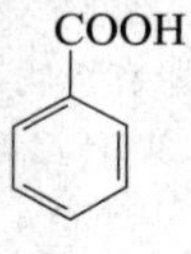
COOH
（苯环）

9.
COOH
|
HO—C—H
|
CH₂
|
COOH

10.
O
‖
CH_3CCOOH

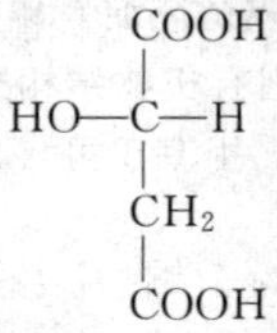

11.
CH_3C=$CHCOOH$
|
CH_3

12.
CH_3—CH—CH_2—COOH
|
OH

（五）完成下列化学反应方程式

1. $BrCH_2CH_2CH_2COONa$

2. 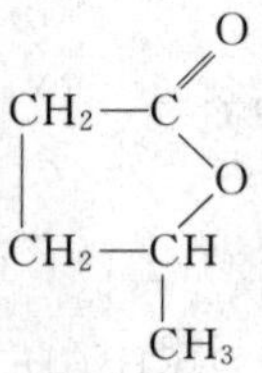
O
‖
CH_2—C
|　　＼
|　　　O
|　　／
CH_2—CH
|
CH_3

3. CH_3CH_2CH=$CHCOOH$

4.
$CH_3CHCOOH$
|
Br

5.
O　　　　O
‖　　　　‖
CH_3—C—O—C—CH_3

（六）根据化学性质鉴别下列各组有机物

1. 甲醇 ｝ 托伦试剂 银镜
   乙酸 ｝ ───────→ ──

2. 水杨酸 ｝ FeCl₃ 显色
   苯甲酸 ｝ ───────→ ──

3. 苯甲酸 ｝ Na₂CO₃ CO₂↑
   苯甲醇 ｝ ───────→ ──

4. 乙二酸 ｝ 加热 CO₂↑
   乙酸 ｝ ───────→ ──

5. 草酸 ｝ KMnO₄，H⁺ 褪色
   丙二酸 ｝ ───────→ ──

6. 丙酸 ｝ I₂＋NaOH ──
   丙酮酸 ｝ ───────→ 黄色沉淀

第九章　习题参考答案

（一）是非题（在正确的括号内打"√"，在错误的括号内打"×"）

1. ×	2. ×	3. √	4. ×	5. √	6. √	7. √
8. √	9. ×	10. ×	11. ×	12. √	13. √	14. √
15. √						

（二）选择题

1. B	2. D	3. D	4. D	5. B	6. D	7. D
8. D	9. A	10. C	11. A	12. D	13. A	14. A
15. D	16. B	17. B	18. D	19. C	20. A	21. B
22. A	23. C	24. B	25. A			

（三）填空题

1. 间，邻、对

2. 增强，越强，吸电子基团，降低

3.

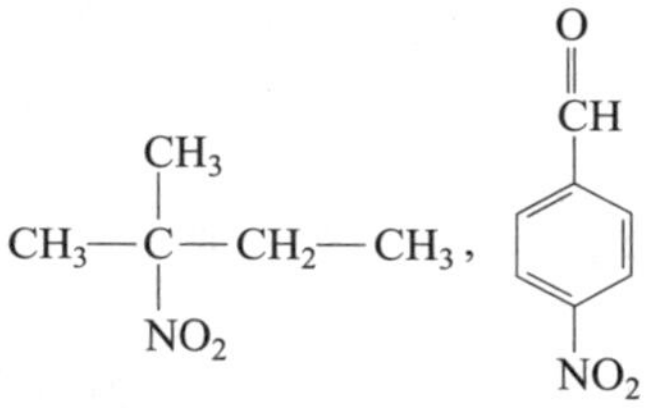

4. 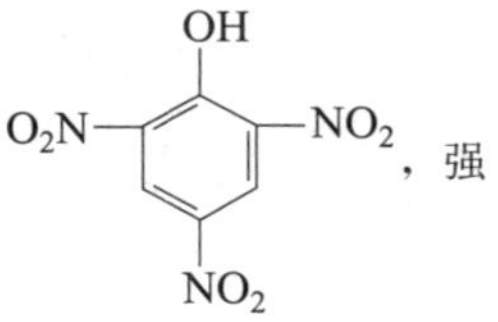 ，强

5. 脂肪胺，芳香胺，一元胺、二元胺、三元胺，伯胺、仲胺、叔胺

6.

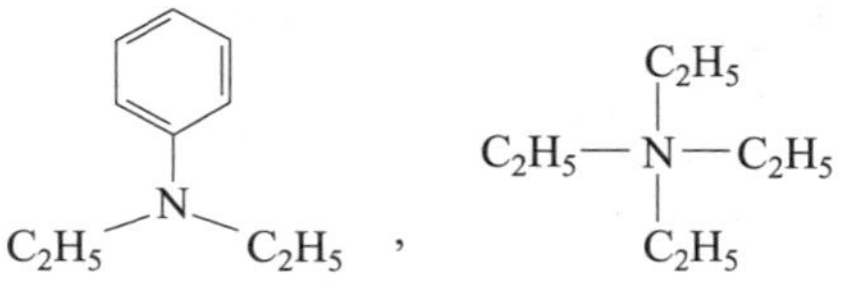

7.

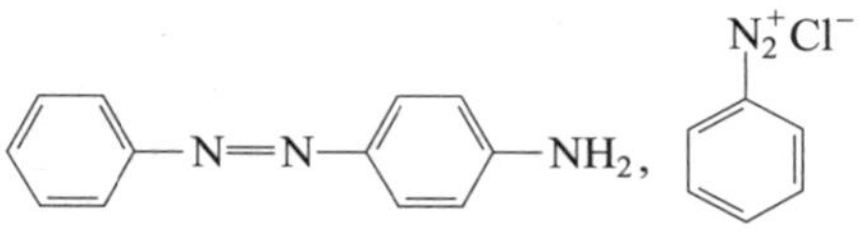

8. 邻硝基苯甲酸，*N*-甲基-*N*-乙基间硝基苯胺，*N*-甲基-*N*-乙基-*N*-异丙基胺，对氨基苯磺酰胺，对羟基重氮苯

9. 2,4,6-三溴苯胺，*N*,*N*-二乙基对亚硝基苯胺，翠绿色

10. 季铵碱＞仲胺＞伯胺＞叔胺＞胺

11. 苯酚＜2-硝基苯酚＜2,4-二硝基苯酚＜2,4,6-三硝基苯酚

12. 对氨基苯磺酰胺，偶氮化合物

（四）根据下列有机物结构式写出其名称，或根据有机物名称写出其结构式

1. 甲乙胺

2. N-乙基苯胺

3. 氯化三甲基乙基铵

4. N-甲基-N-乙基苯甲酰胺

5. CH_2NH_2

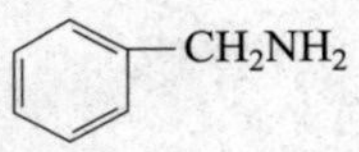

6. $\underset{\underset{N(CH_3)_2}{|}}{CH_3CHCHCH_2CH_2CH_3}$ 上方 CH_3

7. H_3C——$NH_2 \cdot HCl$

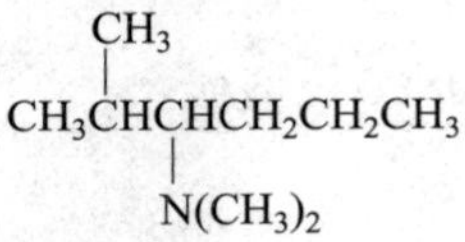

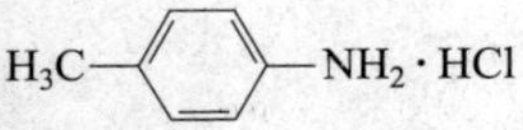

8. $[(CH_3)_2N^+(C_2H_5)_2]OH^-$

9. 硝基乙烷

10. 对亚硝基甲苯

11. N-乙基苯胺

12. 对甲苯重氮氢溴酸盐或溴化重氮对甲苯

13. 邻溴乙酰苯胺

14. 丁腈

15. 对硝基苯肼

16. 1,6-己二胺

17. 丁二酰亚胺

18. N-亚硝基二乙胺

19. 溴化十二烷基苄基二甲铵

20. $[(CH_3)_3N^+CH_2CH_2OH]OH^-$

21. HO——$CH_2CH_2NH_2$ （HO 在邻位）

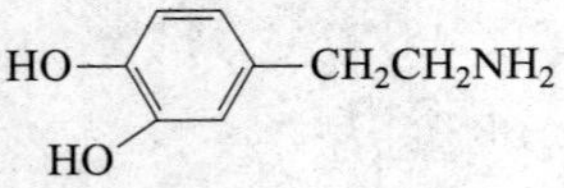

22. $[(CH_3)_3N^+CH_2CH_2OCOCH_3]OH^-$

23. HO——$CH(OH)CH_2NHCH_3$ （HO 在邻位）

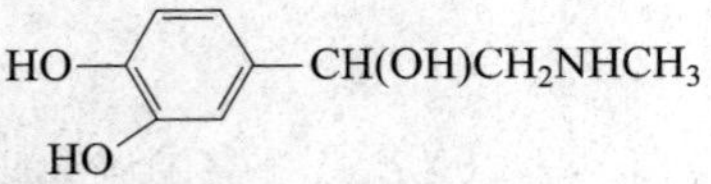

24. $(CH_3)_2CHCH_2NH_2$

25. H_2N—$\underset{\overset{\|}{NH}}{C}$—$NH_2$

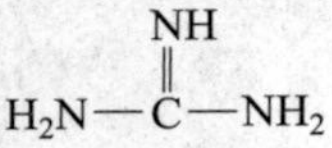

26. N,N-二甲基乙胺

27. 3-甲基吡咯

28.

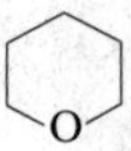

29. Br

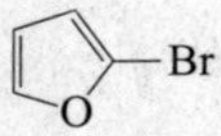

30.

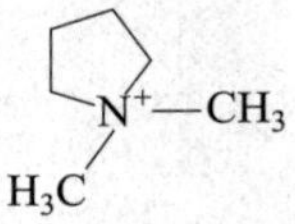

（五）完成下列化学反应方程式

1.

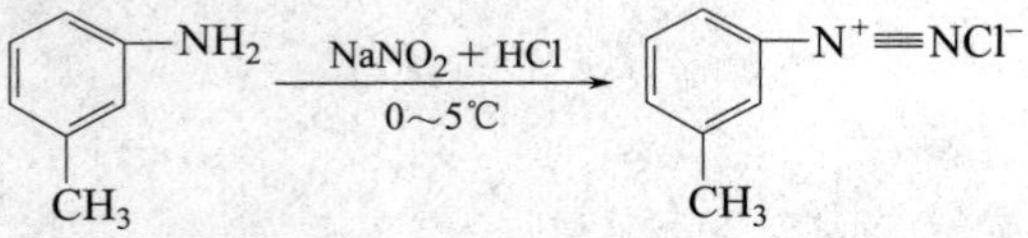

2. H_2N—$\underset{\overset{\|}{O}}{C}$—$NH_2$ $\xrightarrow[H^+]{水解}$ $CO_2\uparrow + 2NH_4Cl$

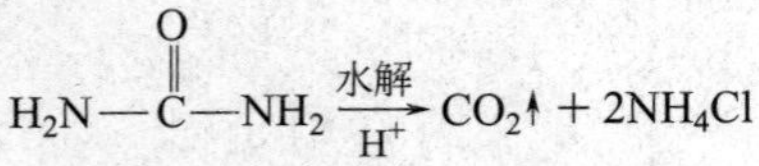

3. —$NHCH_3 + HNO_2 \longrightarrow$ —$\underset{\underset{NO}{|}}{N}$$CH_3$ $+ H_2O$

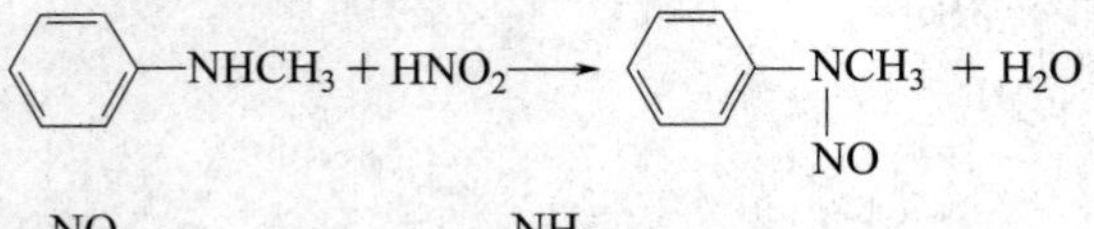

4.

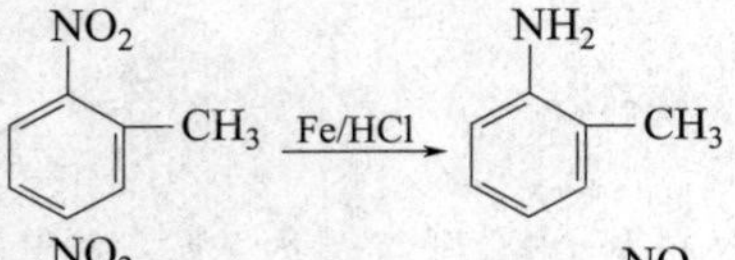

5.

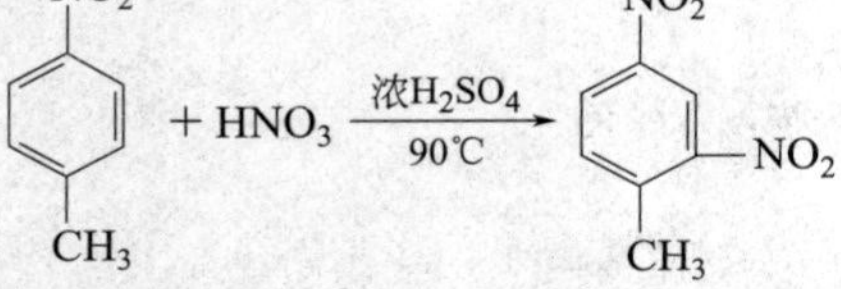

6. 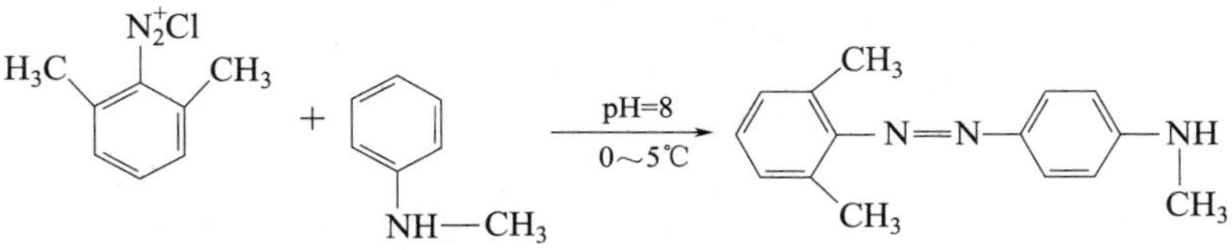 （结构式）　＋　（苯基）NH—CH₃　$\xrightarrow[0\sim5℃]{pH=8}$　（偶氮化合物结构式）

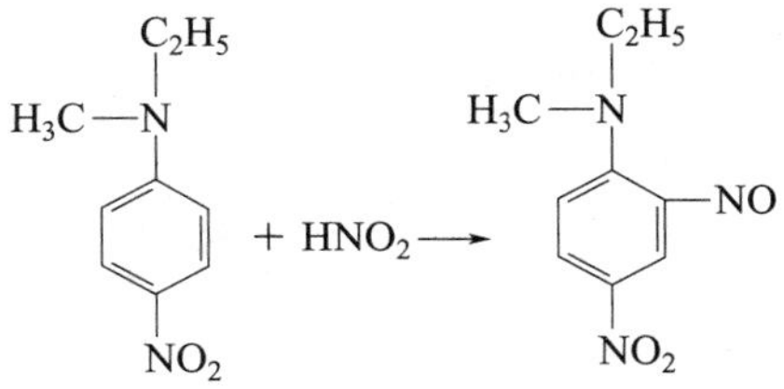

7. （结构式）　＋　HNO_2　→　（亚硝基化合物结构式）

8. （苯胺）NH_2　＋　$3Br_2$　→　（2,4,6-三溴苯胺结构式）

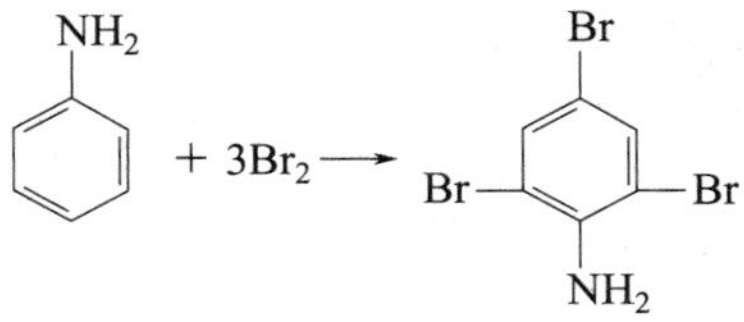

9. 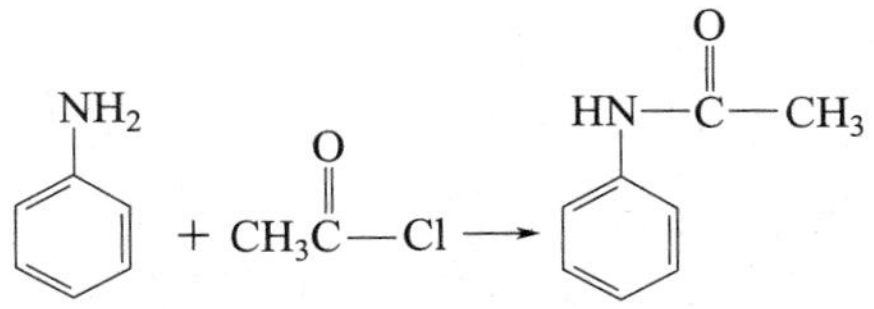 （苯胺）　＋　$CH_3C(=O)-Cl$　→　（乙酰苯胺结构式）

10. 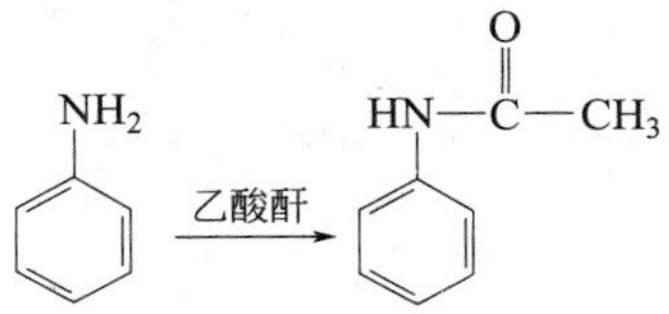 （苯胺）　$\xrightarrow{乙酸酐}$　（乙酰苯胺结构式）

（六）根据化学性质鉴别下列各组有机物

1. 苯胺　环己胺　N-甲基苯胺

$$\left.\begin{array}{l}苯胺\\环己胺\\N\text{-}甲基苯胺\end{array}\right\}\xrightarrow[0\sim5℃]{NaNO_2+HCl}\begin{array}{l}—\\放出\ N_2\uparrow\\油状化合物\end{array}$$

2. 苯胺　苯酚　苯甲酸　甲苯

A. $\left.\begin{array}{l}苯胺\\甲苯\\苯酚\\苯甲酸\end{array}\right\}\xrightarrow{NaHCO_3}\begin{array}{l}—\\—\\—\\气体（CO_2\uparrow）\end{array}$

B. $\left.\begin{array}{l}苯胺\\甲苯\\苯酚\end{array}\right\}\xrightarrow{FeCl_3}\begin{array}{l}—\\—\\紫色\end{array}$

C. $\left.\begin{array}{l}苯胺\\甲苯\end{array}\right\}\xrightarrow{NaNO_2+HCl}\begin{array}{l}气体（N_2\uparrow）\\—\end{array}$

3. 苯胺、苯酚、苯甲醛、苯甲酮

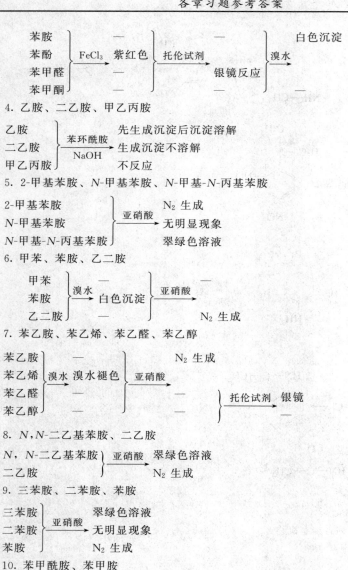

8. *N*,*N*-二乙基苯胺、二乙胺

N，*N*-二乙基苯胺 ⎤
二乙胺 ⎦ —亚硝酸→ 翠绿色溶液 / N₂ 生成

$$\left.\begin{array}{l}N,N\text{-二乙基苯胺}\\ \text{二乙胺}\end{array}\right\} \xrightarrow{\text{亚硝酸}} \begin{array}{l}\text{翠绿色溶液}\\ N_2 \text{ 生成}\end{array}$$

9. 三苯胺、二苯胺、苯胺

$$\left.\begin{array}{l}\text{三苯胺}\\ \text{二苯胺}\\ \text{苯胺}\end{array}\right\} \xrightarrow{\text{亚硝酸}} \begin{array}{l}\text{翠绿色溶液}\\ \text{无明显现象}\\ N_2 \text{ 生成}\end{array}$$

10. 苯甲酰胺、苯甲胺

$$\left.\begin{array}{l}\text{苯甲酰胺}\\ \text{苯甲胺}\end{array}\right\} \xrightarrow{\text{亚硝酸}} \begin{array}{l}—\\ N_2 \text{ 生成}\end{array}$$

第十章　习题参考答案

（一）选择题

1. B　　　2. D　　　3. B　　　4. C　　　5. A　　　6. A　　　7. D　　　8. C

（二）填空题

1. 动植物，油，脂肪，固态和半固态，脂肪

2. 甘油，三分子高级脂肪酸，

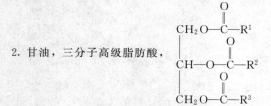

3. 有白色沉淀析出

（三）简答题

1. $\left.\begin{array}{l}\text{三油酸甘油酯} \\ \text{三硬脂酸甘油酯}\end{array}\right\} \xrightarrow{Br_2} \begin{array}{l}\text{褪色} \\ \text{——}\end{array}$

2. 油脂是高级脂肪酸与甘油形成的酯；蜡是高级脂肪酸与高级脂肪醇形成的酯；磷脂是二羧酸甘油磷酸酯。

（四）推导结构

A 为 $(C_{17}H_{33})_3C_6H_5O_6$；B 为 $C_{17}H_{33}COOH$。

第十一章　习题参考答案

（一）是非题（在正确的括号内打"√"，在错误的括号内打"×"）

1. ×	2. ×	3. ×	4. ×	5. √	6. ×	7. √
8. √	9. ×	10. ×	11. ×	12. ×	13. ×	14. √
15. ×	16. ×	17. √	18. √	19. ×	20. √	

（二）选择题

1. D	2. B	3. A	4. C	5. A	6. C	7. C
8. C	9. D	10. B	11. A	12. C	13. C	14. B
15. B	16. A	17. A	18. A	19. B	20. B	21. A
22. A	23. A	24. A	25. C	26. C	27. B	28. B
29. C	30. D	31. C	32. B	33. C	34. C	35. C
36. C	37. C	38. D	39. D	40. C		

（三）填空题

1. 碳，氢，氧

2. 多羟基醛，多羟基酮，环状半缩醛

3. 寡糖，2～10

4. $C_6H_{12}O_6$，5，1

5. 远，右，左，D

6. 同侧，异侧

7. 顺时针，左，右

8. 五，六，六，五

9. 吡喃，呋喃

10. 托伦，班氏，斐林，班氏

11. 糖，非糖，非糖，糖苷键

12. 浓盐酸，间苯二酚，酮，红

13. 葡萄糖，3.9～6.1mol·L^{-1}

14. 核酸，含氮有机碱（或碱基），戊糖，磷酸

15. 嘌呤，嘧啶

16. 苷羟基

17. α-D-葡萄糖，苷羟基，β-D-呋喃果糖，苷羟基，α-1,2-苷键（或β-1,2-苷键），苷羟基

18. 果糖，葡萄糖

19. 糖淀粉，葡萄糖，α-1,4-苷键

20. 胶淀粉，α-1,4-苷键，α-1,6-苷键

21. 葡萄糖，β-1,4-苷键

（四）根据有机物名称写出其结构式

1.
```
    HOH2C⁶   O   OH
      5  H H HO  2
      H 4        3 CH2OH
         OH H  1
```

2.
```
     H
   H 6    O   OH
     5    HO    2
   HO 4       3 CH2OH
       OH  H   1
```

3.
```
        CHO
   H  ──  OH
   HO ──  H
   H  ──  OH
        COOH
```

4.
```
        COOH
   H  ──  OH
   HO ──  H
   H  ──  OH
        CH2OH
```

5.
```
      ⁶CH2OH
    H  5     O   H
      H          1
   HO 4    OH 2  3  O—P—OH
      H    OH        OH
                     (O)
```

6.
```
      ⁶CH2OH   O
    H  5    O  ‖  P—OH
      H         OH
   HO 4      1  OH
      H   OH  2
       OH
```

7.
```
   HOH2C⁵  O   OH
     4        1
    H3   H  2 H
      OH  OH
```

8.
```
   HOH2C⁵  O   OH
     4        1
    H3   H  2 H
      OH  H
```

（五）写出核糖与班氏试剂、溴水、稀硝酸、甲醇（干燥 HCl）等的反应式

```
        CHO
   H  ──  OH
   H  ──  OH     班氏试剂
   H  ──  OH   ──────────►  Cu2O↓ + 复杂氧化产物
        CH2OH
```

```
        CHO                        COOH
   H  ──  OH                  H  ──  OH
   H  ──  OH     Br2/H2O      H  ──  OH
   H  ──  OH   ──────────►    H  ──  OH
        CH2OH                      CH2OH
```

```
        CHO                        COOH
   H  ──  OH                  H  ──  OH
   H  ──  OH     稀硝酸        H  ──  OH
   H  ──  OH   ──────────►    H  ──  OH
        CH2OH                      COOH
```

```
   HOH2C   O   OH                        HOH2C   O  O—CH3
    H   H              干燥HCl            H   H
    H       H    + CH3OH ──────────►      H       H
      OH  OH                                OH  OH
```

（六）根据化学性质鉴别下列各组物质

1. 蔗糖 ｝班氏试剂 ｛无变化
   麦芽糖 ｝   ｛砖红色↓

2. 葡萄糖 ｝班氏试剂 ｛砖红色沉淀
   蔗糖 ｝   ｛无变化

3.
麦芽糖
蔗糖
果糖
$\Bigg\}$ $\xrightarrow[\text{2min}]{\text{谢利瓦诺夫试剂}}$
淡红色
显红色
显红色
$\Bigg\}$ $\xrightarrow{\text{班氏试剂}}$
无变化
砖红色↓

4.
苯甲醛
葡萄糖
丙酮
$\Bigg\}$ $\xrightarrow[\text{氨水}]{\text{亚硝酰铁氰化钠}}$
无变化
无变化
紫红色
$\Bigg\}$ $\xrightarrow{\text{希夫试剂}}$
紫红色
无变化

第十二章　习题参考答案

（一）是非题（在正确的括号内打"√"，在错误的括号内打"×"）

1. ×　　2. ×　　3. ×　　4. ×　　5. ×　　6. ×　　7. √　　8. √

9. √　　10. ×　　11. ×　　12. √　　13. √　　14. √　　15. √

（二）选择题

1. D　　2. B　　3. C　　4. A　　5. A　　6. B　　7. A

8. D　　9. C　　10. D　　11. B　　12. C　　13. D　　14. C

15. A　　16. D　　17. C　　18. D　　19. B　　20. B　　21. A

22. C　　23. D　　24. C　　25. A　　26. C　　27. C　　28. A

（三）填空题

1. 酸碱滴定法，沉淀滴定法，氧化还原滴定法，配位滴定法

2. 直接滴定法，返滴定法，置换滴定法，间接滴定法

3. 基准物质

4. 硼砂，无水碳酸钠，草酸，邻苯二甲酸氢钾

5. 在相同条件下多次测量结果相互吻合的程度，再现性，偏差，偏差，偏差

6. (1) 5　　(2) 6　　(3) 4

7. (1) 53.64　　(2) 0.7889　　(3) 4.133×10^{-7}　　(4) 4.000×10^3

（四）简答题

1. **答**　能用于直接配制或标定标准溶液的物质称为基准物质。应符合的条件：

(1) 其组成与化学式完全符合。

(2) 其纯度足够高（质量分数在99.9％以上）。

(3) 性质稳定，不易与空气中的 O_2、CO_2 反应，不吸收空气中的水分。

(4) 最好有较大的摩尔质量，以减少称量时的相对误差。

(5) 参加滴定反应时，应按反应式定量进行，没有副反应。

2. **答**　准确度是测定值与真实值相互符合的程度，用误差的大小来衡量；精密度是在同一条件下重复测定值相互符合的程度，可用偏差的大小衡量；准确度和精密度的关系是：准确度高，精密度一定高；精密度高，准确度不一定高。

3. **答**　滴定度有两种表示方法。

(1) 滴定度 T_B 是指每毫升滴定液所含溶质的质量（g），$T_B \times 1000$ 为每升滴定液中所含溶质的

质量（g），再除以溶质的摩尔质量 M_B，即为物质的量浓度。$c_B = \dfrac{T_B \times 1000}{M_B}$。

(2) 滴定度 $T_{T/A}$ 是指每毫升滴定液相当于被测物质的质量（g）。

根据公式：
$$m_A = \frac{a}{t} c_T V_T M_A \times 10^{-3}$$

当 $V_T = 1\text{mL}$ 时，$T_{T/A} = m_A$

$$T_{T/A} = \frac{a}{t} c_T M_A \times 10^{-3}$$

4. **答**　采用间接法配制。因为浓盐酸易挥发；氢氧化钠易吸收空气中的 CO_2 和 H_2O，两者都不

能直接配得准确浓度溶液。

5. **答** ①配位面广，几乎能与所有的金属离子形成配位化合物，且与绝大多数的金属离子（除碱金属）形成的配位化合物都相当稳定。②配位比简单，大部分反应是以 $1:1$ 的计量关系进行。③生成的配位化合物多数易溶于水，能在水中进行滴定。④与无色的金属离子形成无色的配位化合物，有利于终点判断。

（五）计算题

1. （1）53.64　　　（2）0.7886　　　（3）$4.133×10^{-7}$　　　（4）8.323

2. （1）23.51　　　（2）0.0712　　　（3）$[H^+]=0.87mol·L^{-1}$

3. $\bar{x}=10.43\%$　　　$\bar{d}=0.036\%$　　　$Rd=0.35\%$　　　$S=0.046\%$　　　$RSD=0.44\%$

4. **解** （1）设取其浓溶液 V_1(mL)，$m_{NH_3}=\rho_1 V_1 w_{NH_3}$

$$cV=\frac{m_{NH_3}}{M_{NH_3}},\quad 所以\ V_1=\frac{cVM_{NH_3}}{\rho_1 w_{NH_3}}=\frac{2.0×0.5×17.03}{0.89×29\%}=66mL$$

（2）设取其浓溶液 V_2(mL)，所以 $V_2=\dfrac{cVM_{HAc}}{\rho_2 w_{HAc}}=\dfrac{2.0×0.5×60}{1.05×100\%}=57mL$

（3）设取其浓溶液 V_3（mL）　所以 $V_3=\dfrac{cVM_{H_2SO_4}}{\rho_3 w_{H_2SO_4}}=\dfrac{2.0×0.5×98.03}{1.84×96\%}=56mL$

5. **解**　设加入 V_2 mL NaOH 溶液，

$$c=\frac{c_1V_1+c_2V_2}{V_1+V_2}\quad 即\frac{500.0×0.08000+0.5000V_2}{500.0+V_2}=0.2000$$

得：$V_2=200.0mL$

6. **解**　已知 $M_{CaO}=56.08g/mol$，HCl 与 CaO 的反应：

$$CaO+2H^+=\!=\!=Ca^{2+}+H_2O$$

即：

$$\frac{b}{a}=2$$

稀释后 HCl 标准溶液的浓度为：

$$c_{HCl}=\frac{10^3×T_{HCl/CaO}}{M_{CaO}}×2=\frac{1.000×10^3×0.005000×2}{56.08}=0.1783mol·L^{-1}$$

设稀释时加入纯水为 V，依题意：

$$1.000×0.2000=0.1783×(1.000+10^{-3}×V)$$

所以　$V=121.7mL$

7. **解**　$c_{Na_2CO_3}=\dfrac{m/M}{V}=\dfrac{0.5877/105.99}{0.1}=0.05544mol·L^{-1}$

$$Na_2CO_3+2HCl=\!=\!=2NaCl+CO_2+H_2O$$

设 HCl 的浓度为 c_{HCl}，则可得关系式为：

$$c_{HCl}V_{HCl}=2c_{Na_2CO_3}V_{Na_2CO_3}$$
$$c_{HCl}×21.96=0.05544×20.00×2$$
$$c_{HCl}=0.1010mol·L^{-1}$$

8. **解**　根据公式　$c_B=\dfrac{m_B}{M_B V}$

（1）已知 $m_{K_2Cr_2O_7}=14.709g$，$V=500mL$ 和 $M_{K_2Cr_2O_7}=294.2g·mol^{-1}$

代入上式得：

$$c_{K_2Cr_2O_7}=\frac{14.709}{294.2×\frac{500}{1000}}=0.1000mol·L^{-1}$$

（2）$Cr_2O_7^{2-}+6Fe^{2+}+14H^+=\!=\!=2Cr^{3+}+6Fe^{3+}+7H_2O$

$n_{Cr_2O_7^{2-}}=\dfrac{1}{6}×n_{Fe^{2+}}\qquad n_{Cr_2O_7^{2-}}=\dfrac{1}{3}×n_{Fe_2O_3}$

所以
$$T_{K_2Cr_2O_7/Fe} = c_{K_2Cr_2O_7} \times \frac{1}{1000} \times 6 \times M_{Fe}$$
$$= 0.1000 \times \frac{1}{1000} \times 6 \times 55.845$$
$$= 0.03351 \mathrm{g} \cdot \mathrm{mL}^{-1}$$

$$T_{K_2Cr_2O_7/Fe_2O_3} = c_{K_2Cr_2O_7} \times \frac{1}{1000} \times 3 \times M_{Fe_2O_3}$$
$$= 0.1000 \times \frac{1}{1000} \times 3 \times 159.7$$
$$= 0.04791 \mathrm{g} \cdot \mathrm{mL}^{-1}$$

第十三章　习题参考答案

（一）是非题（在正确的括号内打"√"，在错误的括号内打"×"）

1. √　　　2. ×　　　3. √　　　4. ×　　　5. ×

（二）选择题

1. A　　2. C　　3. C　　4. D　　5. A　　6. B　　7. B

8. D　　9. B　　10. A　　11. A　　12. C　　13. D　　14. C

15. A　　16. C　　17. D　　18. D　　19. A　　20. C　　21. B

22. C　　23. D　　24. B　　25. C

（三）填空题

1. 吸光系数，溶液层的厚度，溶液的浓度

2. 光源，单色器，吸收池，检测器，信号处理系统

3. 可见光源，紫外光源

4. 选择性

5. 波长，吸光度

6. 溶液的浓度，液层的厚度，入射光的波长

7. 吸光系数，吸收能力愈强，灵敏度愈高

8. 最大吸收波长 λ_{max}

9. 不变，不变

10. 与溶液吸收光成互补色光的

（四）简答题

1. **答**　当一束平行的单色光通过某一均匀、无散射的含有吸光物质的溶液时，在入射光的波长、强度以及溶液的温度等因素保持不变的情况下，该溶液的吸光度 A 与溶液的浓度 c 及溶液层的厚度 l 的乘积成正比关系。即 $A = klc$

2. **答**　①灵敏度较高；②准确度较好；③选择性好；④应用范围广，其中紫外线可用于某些类型有机物的定性、定量和结构分析，而可见光主要用于有色物质的定量分析；⑤操作简便快速，仪器也不太贵重。

3. **答**　由光源发出一定波长范围的连续光，经过分光系统转变为一组单色光。不同波长的单色光依次透过待测样品，如果某些波长的光能量正好等于被测样品分子的某一个能级差，就被吸收，因此透过样品到达检测器的光强度减弱，产生吸收信号。另外一些波长的光因不符合吸收条件，不被样品吸收，透过样品后，光强度不发生变化。

4. **答**　亦称比色皿。是由无色透明的光学玻璃或石英制成的长方体容器，用来盛待测溶液和参比溶液。石英池适用于可见光区及紫外光区，玻璃吸收池只能用于可见光区。

5. **答**　为了获得较高的灵敏度和准确度，一般是根据吸收曲线选择溶液的最大吸收波长 λ_{max} 为测量波长，但要注意当最强吸收峰的峰形比较尖锐时或有时为了消除干扰，则可选用吸收稍低、峰形稍平坦的次强峰或肩峰进行测定。选择的原则是既能保证测定的灵敏度，并尽量使 ε

值随波长的改变而变化不太大，又能避免其他物质的吸收干扰。

（五）计算题

1. 解 已知 $l_1 = 2cm$，$T_1 = 60\%$。

设 $l_2 = 1cm$ 和 $l_3 = 3cm$ 时，对应的透光率分别为 T_2 与 T_3，吸光度分别为 A_2 和 A_3。

因为 $A = -\lg T$，$T = 10^{-A}$，$A = klc$ 所以 $A = -\lg T = -\lg 0.60 = 0.22$

因为 $\dfrac{A_2}{A_1} = \dfrac{l_2}{l_1} = \dfrac{1}{2}$ $\qquad$ $\dfrac{A_3}{A_1} = \dfrac{l_3}{l_1} = \dfrac{3}{2}$

当 $l_2 = 1cm$ 时，$A_2 = \dfrac{1}{2}A_1 = \dfrac{1}{2} \times 0.22 = 0.11$ $\quad$ $T = 10^{-A} = 10^{-0.11} = 78\%$

当 $l_3 = 3cm$ 时，$A_2 = \dfrac{3}{2}A_1 = \dfrac{3}{2} \times 0.22 = 0.33$ $\quad$ $T = 10^{-A} = 10^{-0.33} = 47\%$

2. 解 根据光吸收定律 $A = \varepsilon lc = -\lg T$，所以

$$\varepsilon = \frac{-\lg T}{lc} = \left(\frac{-\lg 0.505}{2 \times \dfrac{25.5 \times 10^{-6}}{63.546 \times 0.050}} \right) L \cdot mol^{-1} \cdot cm^{-1} = 1.8 \times 10^4 \, L \cdot mol^{-1} \cdot cm^{-1}$$

3. 解 根据光吸收定律 $-\lg T = klc = A$，所以

$$c = \frac{-\lg T}{\varepsilon L} = \frac{-\lg 0.42}{2.5 \times 10^3 \times 2} mol \cdot L^{-1} = 7.54 \times 10^{-5} \, mol \cdot L^{-1}$$

参 考 文 献

[1] 李明梅. 医药化学基础. 北京：化学工业出版社，2009.

[2] 谢吉民. 医学化学. 第 5 版. 北京：人民卫生出版社，2005.

[3] 刘斌. 有机化学. 北京：人民卫生出版社，2006.

[4] 北京师范大学，华中师范大学，南京师范大学无机化学教研室. 无机化学. 第 4 版. 北京：高等教育出版社，2002.

[5] 郭小仪. 化学. 南京：江苏科学技术出版社，2006.

[6] 林俊杰，王静. 无机化学. 第 2 版. 北京：化学工业出版社，2006.

[7] 卢薇，祁嘉义. 医用化学. 江苏：东南大学出版社，2006.

[8] 孙淑生，王连波等. 无机化学. 第 2 版. 北京：北京大学出版社，1999.

[9] 胡满成. 无机化学学习指导与习题解析. 西安：陕西师范大学出版社，2007.

[10] 姜茹. 医用化学学习指导及习题解答. 西安：第四军医大学出版社，2003.

元素周期表

IUPAC 2013

图例说明：
- 氧化态为单质的氧化态为0（未列入；常见的为红色）
- 以 $^{12}C=12$ 为基准的原子量（注◆的是半衰期最长同位素的原子量）

95	原子序数
Am	元素符号（红色的为放射性元素）
镅	元素名称（注◆的为人造元素）
$5f^77s^2$	价层电子构型
243.06138(2)◆	素的原子量

分区图例： s区元素　p区元素　ds区元素　d区元素　f区元素　稀有气体

电子层：K　L　M　N　O　P　Q

族周期	IA(1)	IIA(2)	IIIB(3)	IVB(4)	VB(5)	VIB(6)	VIIB(7)	VIIIB(8)	(9)	(10)	IB(11)	IIB(12)	IIIA(13)	IVA(14)	VA(15)	VIA(16)	VIIA(17)	VIIIA(18)
1	1 **H** 氢 $1s^1$ 1.008																	2 **He** 氦 $1s^2$ 4.002602(2)
2	3 **Li** 锂 $2s^1$ 6.94	4 **Be** 铍 $2s^2$ 9.0121831(5)											5 **B** 硼 $2s^22p^1$ 10.81	6 **C** 碳 $2s^22p^2$ 12.011	7 **N** 氮 $2s^22p^3$ 14.007	8 **O** 氧 $2s^22p^4$ 15.999	9 **F** 氟 $2s^22p^5$ 18.998403163(6)	10 **Ne** 氖 $2s^22p^6$ 20.1797(6)
3	11 **Na** 钠 $3s^1$ 22.98976928(2)	12 **Mg** 镁 $3s^2$ 24.305											13 **Al** 铝 $3s^23p^1$ 26.9815385(7)	14 **Si** 硅 $3s^23p^2$ 28.085	15 **P** 磷 $3s^23p^3$ 30.973761998(5)	16 **S** 硫 $3s^23p^4$ 32.06	17 **Cl** 氯 $3s^23p^5$ 35.45	18 **Ar** 氩 $3s^23p^6$ 39.948(1)
4	19 **K** 钾 $4s^1$ 39.0983(1)	20 **Ca** 钙 $4s^2$ 40.078(4)	21 **Sc** 钪 $3d^14s^2$ 44.955908(5)	22 **Ti** 钛 $3d^24s^2$ 47.867(1)	23 **V** 钒 $3d^34s^2$ 50.9415(1)	24 **Cr** 铬 $3d^54s^1$ 51.9961(6)	25 **Mn** 锰 $3d^54s^2$ 54.938044(3)	26 **Fe** 铁 $3d^64s^2$ 55.845(2)	27 **Co** 钴 $3d^74s^2$ 58.933194(4)	28 **Ni** 镍 $3d^84s^2$ 58.6934(4)	29 **Cu** 铜 $3d^{10}4s^1$ 63.546(3)	30 **Zn** 锌 $3d^{10}4s^2$ 65.38(2)	31 **Ga** 镓 $4s^24p^1$ 69.723(1)	32 **Ge** 锗 $4s^24p^2$ 72.630(8)	33 **As** 砷 $4s^24p^3$ 74.921595(6)	34 **Se** 硒 $4s^24p^4$ 78.971(8)	35 **Br** 溴 $4s^24p^5$ 79.904	36 **Kr** 氪 $4s^24p^6$ 83.798(2)
5	37 **Rb** 铷 $5s^1$ 85.4678(3)	38 **Sr** 锶 $5s^2$ 87.62(1)	39 **Y** 钇 $4d^15s^2$ 88.90584(2)	40 **Zr** 锆 $4d^25s^2$ 91.224(2)	41 **Nb** 铌 $4d^45s^1$ 92.90637(2)	42 **Mo** 钼 $4d^55s^1$ 95.95(1)	43 **Tc** 锝 $4d^55s^2$ 97.90721(3)◆	44 **Ru** 钌 $4d^75s^1$ 101.07(2)	45 **Rh** 铑 $4d^85s^1$ 102.90550(2)	46 **Pd** 钯 $4d^{10}$ 106.42(1)	47 **Ag** 银 $4d^{10}5s^1$ 107.8682(2)	48 **Cd** 镉 $4d^{10}5s^2$ 112.414(4)	49 **In** 铟 $5s^25p^1$ 114.818(1)	50 **Sn** 锡 $5s^25p^2$ 118.710(7)	51 **Sb** 锑 $5s^25p^3$ 121.760(1)	52 **Te** 碲 $5s^25p^4$ 127.60(3)	53 **I** 碘 $5s^25p^5$ 126.90447(3)	54 **Xe** 氙 $5s^25p^6$ 131.293(6)
6	55 **Cs** 铯 $6s^1$ 132.90545196(6)	56 **Ba** 钡 $6s^2$ 137.327(7)	57~71 La~Lu 镧系	72 **Hf** 铪 $5d^26s^2$ 178.49(2)	73 **Ta** 钽 $5d^36s^2$ 180.94788(2)	74 **W** 钨 $5d^46s^2$ 183.84(1)	75 **Re** 铼 $5d^56s^2$ 186.207(1)	76 **Os** 锇 $5d^66s^2$ 190.23(3)	77 **Ir** 铱 $5d^76s^2$ 192.217(3)	78 **Pt** 铂 $5d^96s^1$ 195.084(9)	79 **Au** 金 $5d^{10}6s^1$ 196.966569(5)	80 **Hg** 汞 $5d^{10}6s^2$ 200.592(3)	81 **Tl** 铊 $6s^26p^1$ 204.38	82 **Pb** 铅 $6s^26p^2$ 207.2(1)	83 **Bi** 铋 $6s^26p^3$ 208.98040(1)	84 **Po** 钋 $6s^26p^4$ 208.98243(2)◆	85 **At** 砹 $6s^26p^5$ 209.98715(5)◆	86 **Rn** 氡 $6s^26p^6$ 222.01758(2)◆
7	87 **Fr** 钫 $7s^1$ 223.01974(2)◆	88 **Ra** 镭 $7s^2$ 226.02541(2)◆	89~103 Ac~Lr 锕系	104 **Rf** 鑪 $6d^27s^2$ 267.122(4)◆	105 **Db** 𬭊 $6d^37s^2$ 270.131(4)◆	106 **Sg** 𬭳 $6d^47s^2$ 269.129(3)◆	107 **Bh** 𬭛 $6d^57s^2$ 270.133(2)◆	108 **Hs** 𬭶 $6d^67s^2$ 270.134(2)◆	109 **Mt** 鿏 $6d^77s^2$ 278.156(5)◆	110 **Ds** 𫟼 281.165(4)◆	111 **Rg** 𬬭 281.166(6)◆	112 **Cn** 鿔 285.177(4)◆	113 **Nh** 鿭 286.182(5)◆	114 **Fl** 𫓧 289.190(4)◆	115 **Mc** 镆 289.194(6)◆	116 **Lv** 𫟷 293.204(4)◆	117 **Ts** 石田 293.208(6)◆	118 **Og** 𬝸 294.214(5)◆

★ 镧系：

57 **La** 镧 $5d^16s^2$ 138.90547(7)	58 **Ce** 铈 $4f^15d^16s^2$ 140.116(1)	59 **Pr** 镨 $4f^36s^2$ 140.90766(2)	60 **Nd** 钕 $4f^46s^2$ 144.242(3)	61 **Pm** 钷 $4f^56s^2$ 144.91276(2)◆	62 **Sm** 钐 $4f^66s^2$ 150.36(2)	63 **Eu** 铕 $4f^76s^2$ 151.964(1)	64 **Gd** 钆 $4f^75d^16s^2$ 157.25(3)	65 **Tb** 铽 $4f^96s^2$ 158.92535(2)	66 **Dy** 镝 $4f^{10}6s^2$ 162.500(1)	67 **Ho** 钬 $4f^{11}6s^2$ 164.93033(2)	68 **Er** 铒 $4f^{12}6s^2$ 167.259(3)	69 **Tm** 铥 $4f^{13}6s^2$ 168.93422(2)	70 **Yb** 镱 $4f^{14}6s^2$ 173.045(10)	71 **Lu** 镥 $4f^{14}5d^16s^2$ 174.9668(1)

★ 锕系：

89 **Ac** 锕 $6d^17s^2$ 227.02775(2)◆	90 **Th** 钍 $6d^27s^2$ 232.0377(4)	91 **Pa** 镤 $5f^26d^17s^2$ 231.03588(2)	92 **U** 铀 $5f^36d^17s^2$ 238.02891(3)	93 **Np** 镎 $5f^46d^17s^2$ 237.04817(2)◆	94 **Pu** 钚 $5f^67s^2$ 244.06421(4)◆	95 **Am** 镅 $5f^77s^2$ 243.06138(2)◆	96 **Cm** 锔 $5f^76d^17s^2$ 247.07035(3)◆	97 **Bk** 锫 $5f^97s^2$ 247.07031(4)◆	98 **Cf** 锎 $5f^{10}7s^2$ 251.07959(3)◆	99 **Es** 锿 $5f^{11}7s^2$ 252.0830(3)◆	100 **Fm** 镄 $5f^{12}7s^2$ 257.09511(5)◆	101 **Md** 钔 $5f^{13}7s^2$ 258.09843(3)◆	102 **No** 锘 $5f^{14}7s^2$ 259.1010(7)◆	103 **Lr** 铹 $5f^{14}6d^17s^2$ 262.110(2)◆